基层名老中医

李福海经验集

李福海　著

U0305997

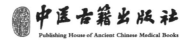

中医古籍出版社

Publishing House of Ancient Chinese Medical Books

图书在版编目 (CIP) 数据

基层名老中医李福海经验集/李福海著. 一北京：
中医古籍出版社,2021.12
ISBN 978-7-5152-2190-8

Ⅰ.①基… Ⅱ.①李… Ⅲ.①中医临床－经验－中国
－现代 Ⅳ.①R249.7

中国版本图书馆 CIP 数据核字(2020)第 248024 号

基层名老中医李福海经验集

李福海　著

责任编辑　王益军
封面设计　河北源澜文化传播有限公司
出版发行　中医古籍出版社
社　　址　北京市东城区东直门内南小街 16 号(100700)
电　　话　010－64089446(总编室)010－64002949(发行部)
网　　址　www.zhongyiguji.com.cn
印　　刷　廊坊市鸿煊印刷有限公司
开　　本　710mm×1000mm　1/16
印　　张　16
字　　数　210 千字
版　　次　2021 年 12 月第 1 版　2021 年 12 月第 1 次印刷
书　　号　ISBN 978-7-5152-2190-8
定　　价　69.00 元

主编简介

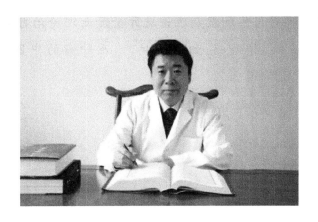

　　李福海，男，1966年出生，毕业于张家口医学院中医系。主任医师，第二批全国优秀中医临床人才，国医大师路志正教授亲传弟子，全国基层名老中医专家传承工作室指导老师。首届燕赵十大名中医，省级重点专科神经内科学术带头人。河北中医学院易水学派研究院副院长，易县中医院终身名誉院长，兼任中国中医药信息学会易水学派研究分会会长，中华中医药学会脾胃病分会委员，中华中医药学会脑病分会委员，中国民族医药学会风湿病分会常务委员，中国中医研究促进会脑病分会常务委员，河北省中医药学会常务理事，河北省易水学派研究专业委员会主任委员，《世界中西医结合杂志》《光明中医》杂志编委，北京中医药大学校外导师，北京通州区特聘中医专家师资团专家，北京卫视养生堂、天津电视台科技频道、青岛电视台民生开讲特约中医专家。长期从事中医临床，自2007年始，长期跟师于路老，对路老脾胃学术思想、湿病理论及临床用药经验有较深的体悟，并在优才项目研修期间，先后跟师于国医大师薛伯寿教授、国医大师吕仁和教授,对薛老和吕老的学术思想和经验有一定继承和心得。多年来,对易水学派思想有深入研究。主持科研课题 2 项,获市科技进步二等奖 1 项,公开发表论文 20 余篇,专著 4 部。

从事中医临床工作 30 余年,积累了丰富的临床经验,能综合运用各家之长,博采众方,临床疗效显著。临床善于灵活运用经方、易水学派思想及路老脾胃思想和湿病理论及薛老气血理论治疗疑难病,尤其对脾胃病、心脑病、肺系病、妇科杂病,以及肿瘤的中医调理有独特疗效。

内容简介

本书共分为六章。第一章为临证心法,主要介绍了中医定位诊断心得、定性诊断心得以及通过舌、脉辨证的心得。第二章为经方的灵活运用,详细阐述了《伤寒论》经方灵活运用和《金匮要略》经方灵活运用。第三章为湿病理论,主要阐述了湿病理论的发展与临床应用。第四章为平衡理论,主要阐述了平衡理论概述和临床应用。第五章为郁证理论,主要介绍了郁证理论的概述和临床应用。第六章为易水学派研究心得,详尽阐述了易水学派形成与发展的主要因素、易水学派的主要学术思想、易水学派的传承及临床运用、易水学派对中医学术发展的影响、易水学派的现代运用研究。

自 序

　　光阴荏苒,岁月如歌,转眼参加工作已三十余年。三十多年的岁月虽然很短暂,但也是人生中最美好年华。三十多年来为了一个信念,始终坚守中医临床阵地,辛勤耕耘,努力进取,虽然没有轰轰烈烈的成就,但于我来讲,平凡而充实,在临床上帮助许多患者解除了病痛,积累了一些体会和经验。学业亦有所收获,尤其是在 2008 年第二批全国优秀中医临床人才遴选项目中一举夺冠,并脱产进京,有幸长期跟师于首届国医大师路志正教授,并根据项目要求,先后跟师与国医大师薛伯寿教授、吕仁和教授,寒暑数载,遂有茅塞顿开之感,临床水平显著提高。2018 年,被国家中医药管理局列为全国基层名老中医药专家传承工作室指导老师,倍感荣幸,同时亦感责任重大。按照国家局项目的要求,需编写一本本人经验集,把我的学习经验和临床体会进行总结,以便于我的学生以及其他青年中医参考学习。由于多年来,除了少部分时间讲课,平素大多数时间忙于诊务,写书时间并不充裕,遂将近年来讲座的一些内容和诊疗之余的一些体会加以整理,编辑成册。正所谓"璧影荧光,能资志士,竹头木屑,曾利兵家",希望这本书或可对青年中医学习有所帮助。

　　由于时间仓促,书中有些错误在所难免,望广大读者不吝批评指正!

李福海

2020 年 10 月

目　录

第一章　临证心法

第一节　定位诊断心得

所谓定位诊断,就是明确病变部位,现代医学诊断非常强调定位,主要是指解剖上的定位。中医定位主要是功能层面定位,最早定位系统是张仲景的六经定位,然后在金元时期,张元素脏腑辨证理论体系形成后,开始脏腑(包含经络)定位。到了清代,温病学派出现了卫气营血定位和三焦定位,其实卫气营血定位和三焦定位仍然以脏腑定位为基础。定位目的是为了选方用药,尤其是六经,定位就意味着选方。到了脏腑辨证时代,单纯定位诊断已经无法满足临床用药需要,因而必须明确病变性质,即寒热虚实,于是开始进入中医定性时代。

一、六经辨证

六经是指太阳、阳明、少阳、太阴、少阴、厥阴。六经辨证是(东汉)张仲景提出的一种针对外感病进行辨证分型的方法,它以藏象学说为核心,贯穿八纲辨证;以阴阳为纲,划分六类辨证,作为《伤寒论》辨证论治的纲领。

二、卫气营血辨证

叶天士提出卫气营血辨证对温病学研究是一大贡献,在现代临床

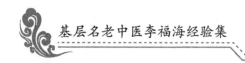

中发现它对多种疑难杂症有指导性意义,如红斑狼疮、再生障碍性贫血等,卫气营血辨证同样离不开脏腑经络。

现代药物研究证明,卫气营血辨证用药定位准确,邱德文先生记载:用犀角地黄汤治愈蛇毒引起无纤维蛋白原血症,用药后患者病情逐渐好转至痊愈,对此证中医称之为火毒,火毒入血后,出现广泛出血,用中药治疗有效。

三、三焦辨证

三焦辨证是吴鞠通创造的针对外感温热病的辨证方法,尤其用于湿热病的辨证。三焦辨证的应用,对于理解药品质地、升降浮沉很有帮助,凡用药宜轻浮者不可用沉重之品,若反用沉重之品则药过病所,而且易于留邪,用药宜沉重者,不可用轻浮之品,若反用轻浮之品,则非但不能达到病所,而且易耗伤正气这就是吴鞠通"羽、衡、权"的真正意义所在。

四、脏腑辨证

从上述三种辨证方法来看,它们都没有偏离脏腑经络这一定位系统,中医的脏腑经络如同西医解剖系统,失掉它就等于失去了方位,辨证没有依据,治疗没有对象,所以脏腑经络定位是中医精准辨证的基础。

第二节　定性诊断心得

所谓定性,即确定病变寒热虚实。所谓"寒者热之,热者寒之,实则泻之,虚则补之",定性,是为了更精确地选药。在易水学派开山鼻祖张元素学术思想中已经有非常详细的表述,如《医学启源》"五藏六府,除心包络十一经脉证法"中详细列举了脏腑寒热虚实证候,并分列了用药范围,在六气主治中依据风寒暑湿燥火列举了常用方剂,在"藏府标本寒热虚实用药式"中,更是规范了心肝脾肺肾及所属六腑、经脉寒热虚实定性法则,自此,中医临床辨证论治开始了定位、定性相结合时代。

一、寒证

寒证是指感受寒邪,或阳虚阴盛,导致机体功能活动受抑制而表现出具有"冷、凉"等症状特点的证。由于阴盛或阳虚都可表现为寒证,故寒证有实寒证与虚寒证之分。

证候表现:恶寒,或畏寒喜暖,肢冷蜷卧,局部冷痛,口淡不渴,痰、涕、涎液清稀,小便清长,大便溏薄,面色白,舌质淡,苍白而润,脉紧或迟等。

证候分析:寒证因感受寒邪,或过服生冷寒凉所致。起病急骤,体质壮实者,多为实寒证;因内伤久病,阳气虚弱而阴寒偏胜者,多为虚寒证;寒邪袭于表者,多为表寒证;寒邪客于脏腑,或因阳虚阴盛所致者,多为里寒证。由于寒邪遏制,阳气被郁,故见恶寒;或阳气虚弱,阴寒内盛,形体失却温煦,可见畏寒喜暖,肢冷蜷卧;寒邪凝滞或阳虚不温,均可见局部冷痛;寒不消水,津液未伤,故口淡不渴,苔白而润;阳不化津,水液代谢失司,故痰、涎、涕、小便、大便等分泌物、排泄物澄澈清冷;外寒阻遏阳气或阳气不足,气血不能运行于面,则见面色白,舌质淡;寒邪束遏阳气则脉紧,阳虚推动缓慢则脉迟。

二、热证

热证是指感受热邪,或脏腑阳气亢盛,或阴虚阳亢,导致机体功能

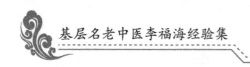

活动亢进而表现出具有"温、热"等症状特点的证。由于阳盛或阴虚都可表现为热证,故热证有实热证、虚热证之分。

证候表现:发热,恶热喜冷,口渴欲饮,面赤,烦躁不宁,痰涕黄稠,小便短黄,大便干结,舌红少津,苔黄燥,脉数等。

证候分析:因外感火热阳邪,或过服辛辣温热之品,或寒湿郁而化热,或七情过激,五志化火等导致体内阳热过盛所致,病势急骤,形体壮实者,多为实热证;因内伤久病,阴液耗损而阳气偏亢者,多为虚热证;风热之邪袭于表者,多为表热证;热邪盛于脏腑,或因阴虚阳亢所致者,多为里热证。由于阳热偏盛,津液被耗,或因阴液亏虚而阳气偏亢,故见发热、恶热、面赤、烦躁不宁、舌红、苔黄、脉数等一派热象;热伤阴津,故见口渴欲饮、痰涕黄稠、小便短黄、大便干结、舌红少津、苔燥等症。

三、虚证

虚证是指人体阴阳、气血、津液、精髓等正气亏虚,以"不足、松弛、衰退"为主要症状特征的证,其基本病理为正气亏虚、邪气不著。

证候表现:由于人体阴阳、气血、津液、精髓等受损程度的不同及所影响脏腑的差异,虚证的表现也各不相同,因此,虚证的典型证候难以概括。

证候分析:虚证的形成,虽然可由先天禀赋不足所致,但主要是由后天失调和疾病耗损所产生。例如,饮食失调、营血生化之源不足,思虑太过、悲哀猝恐、过度劳倦等,耗伤气血营阴;房室不节,耗损肾精元气;久病失治、误治,损伤正气;大吐、大泻、大汗、出血、失精等,使阴液、气血耗损等,均可形成虚证。

四、实证

实证是指人体感受外邪,或疾病过程中阴阳气血失调,体内病理产物蓄积,以"有余、亢盛、停聚"为主要症状特征的证,其基本病理为邪气盛实、正气不虚。

证候表现:由于感邪性质与病理产物的不同,以及病邪侵袭、停积部位的差别,实证的表现也各不相同,同样难以全面概括。

证候分析:实证的形成主要有两方面原因:一是因风、寒、暑、湿、燥、火、疫疬及虫毒等邪气侵犯人体,正气奋起抗邪所致;二是脏腑功能失调,气化失职,气机阻滞,形成痰、饮、水、湿、脓、瘀血、宿食等病理产物,停积壅聚于体内所致。

临床上,单纯寒热虚实表现的病证并不多见,尤其患病日久者,多表现寒热错杂、虚实并见,所以掌握病性,对于组方用药至为关键。对于寒热错杂者,要掌握寒热之态势,所占比例,关系到用药量之配比,所以只有临证熟练掌握定位、定性诊断,才能精确把握用药之定量。

第三节 通过舌、脉辨证的心得

中医辨证论治,首先要掌握好四诊基本功,除望诊、问诊之外,舌诊和脉诊是两大客观证据。

一、舌诊

1. 舌的形态结构 舌为一肌性器官,由黏膜和舌肌组成,它附着于口腔底部、下颌骨、舌骨,呈扁平而长形,其主要功能是辨别滋味、调节声音、拌和食物、协助吞咽。舌肌是骨骼肌,呈纵行、横行和垂直方向排列,使舌自由地伸缩、卷曲,柔软而无偏斜,保证了舌的功能活动。

舌的上面叫舌背,中医称为舌面,下面叫舌底。解剖学将舌背又分为舌体和舌根两部分,舌体和舌根之间有一条"人"字界沟。伸舌时一般只能看到舌体,故中医诊舌的部位主要是舌体。中医学将舌体的前端称为舌尖,舌体的中部称为舌中,舌体的后部、人字形界沟之前,称为舌根,舌体两侧称为舌边。舌体的正中有一条不甚明显的纵行皱褶,称为舌正中沟。当舌上卷时,可看到舌底。舌底正中线上有一条连于口腔底的皱襞,叫舌系带。系带终点两侧各有一个小圆形突起,叫舌下肉阜,皆有腺管开口,中医称其左侧的为金津,右侧的为玉液,是胃津、肾液上潮的孔道。

舌面上覆盖着一层半透明的黏膜,舌背黏膜粗糙,形成许多突起,称为舌乳头。根据形状不同,舌乳头分为四种:丝状乳头、蕈状乳头、轮廓乳头和叶状乳头。其中丝状乳头与蕈状乳头对舌象的形成有着密切的联系,轮廓乳头、叶状乳头与味觉有关。

丝状乳头数目最多,整个舌面都有分布,呈细长圆锥形,高 0.5～2.5 mm。它的复层扁平上皮常有角化和脱落,再混以食物残渣、唾液等,使舌黏膜表面覆以一层白色薄苔,称舌苔。此处上皮的形状和颜色,常随健康情况而发生改变。

蕈状乳头数目较少,多见于舌尖,散在于丝状乳头之间,呈钝圆小突起状,基部窄而顶端钝圆上皮表面比较平滑,有时可见有味存在,固有膜中血管丰富,故乳头呈红色,肉眼观察呈红色小点。蕈状乳头的形态及色泽改变,是舌质变化的主要因素。

2. **舌诊的原理与方法** 舌诊,是通过观察人体舌质、舌苔和舌下络脉的变化,了解人体生理功能和病理变化的诊察方法,又称望舌。舌诊是望诊的重要内容,也是中医独具特色的诊法之一。舌诊具有悠久的历史,早在《黄帝内经》中便记载有舌诊的基本理论及舌与内脏之间的关系。《素问·刺热》曰:"肺热病者,先淅然厥,起毫毛,恶风寒,舌上黄。"《灵枢·热病》曰:"舌本烂,热不已者死。"东汉名医张仲景在《伤寒论》中也将舌诊作为中医辨证的重要组成部分,《伤寒论·辨太阳病脉证并治》指出:"藏结,无阳证,不往来寒热,其人反静,舌上苔滑者,不可攻也。"《敖氏伤寒金镜录》记载舌象图 36 幅,结合临床,详细论述了各种舌象所主病证及治法,是我国历史上第一部舌诊专著。明清时期,随着温病学派的兴起,对辨舌验齿尤为重视,对温病临床辨证起到了重要的指导作用。临床实践证明,在疾病发展过程中,舌的变化迅速而明显,能较为客观地反映病位的浅深、病邪的性质、邪正的盛衰及病势的进退,是临床上辨证论治的重要依据。

舌与脏腑主要是通过经络构成联系。在脏腑中,尤以心和脾胃与舌的关系最为密切。舌为心之苗窍,手少阴心经之别系舌本。《灵枢·脉度》曰:"心气通于舌,心和则舌能知五味矣。"因心主血脉,而舌的脉络丰富,心血上荣于舌,故人体气血运行情况可反映在舌质的颜色上;心主神明,舌体的运动又受心神的支配,因而舌体运动是否灵活自如,语言是否清晰,与神志密切相关。故舌可以反映心、神的病变。舌为脾之外候,足太阴脾经连舌本、散舌下,舌居口中司味觉。《灵枢·脉度》曰:"脾气通于口,脾和则口能知五谷矣。"故曰脾开窍于口。中医学认为,舌苔是由胃气熏蒸谷气上承于舌面而成,与脾胃运化功能相应。正如章虚谷所说:"脾胃为中土,邪入胃则生苔,如地上生草也。"舌体赖气血充养,所以舌象能反映气血的盛衰,而与脾主运化、化生气血的功能直接相关。此外,肝藏血、主筋,足厥阴肝经络舌本;肾藏精,足少阴肾经循喉咙,夹舌本;足太阳膀胱经经筋结于舌本;肺系上达咽喉,与舌根相连。其他脏腑组织,由经络沟通,也直接或间接与舌产生联系,因而脏腑一旦发生病变,舌象也会出现相应的变化。所以,舌可以作为观察体内脏腑气血盛衰变化的窗口。

舌诊包括舌质和舌苔。一般来说,舌质候正气,舌苔候邪气,淡红舌、薄白苔是正常舌象。舌诊首先定位,一般舌尖属心肺,两边属肝胆,中间属脾胃;舌根属下焦,肾或肠、子宫。定性:舌质鲜红,多表示有热,暗红说明气血有瘀滞,紫暗或瘀点多有瘀血或痰瘀互结之肿瘤;舌质淡白,属气血不足。舌体胖,有齿痕,为气虚,脾胃不足,内湿偏盛;舌体瘦,主胃阴虚有热;舌面有裂纹,如在温热病出现,且裂纹无苔,多为热盛伤阴,舌体颤动,肝风内动;舌体后缩,为中风入脏。舌苔少,属津亏胃阴不足、阴虚,剥苔属局部损伤气阴,或水液代谢失常导致局部津亏。舌苔厚,为邪气重;厚腻,属痰湿偏盛;黄厚腻,湿热或湿浊;白厚腻,属寒湿;黄厚腻,属湿热,厚如积粉,湿邪在募原(或在半表半里);舌苔厚干燥,多为外邪入里化热伤津,苔白水滑,则湿邪痰饮内盛。

二、脉诊

1. **脉象形成的原理** 心主血脉,心脏搏动把血液排入血管而形成脉搏。《灵枢·邪客》说:"宗气积于胸中,出于喉咙,以贯心脉……"既说明了宗气所在的部位,又指出了宗气有推动血脉运行的重要作用。血液循行于脉管之中,流布全身,环周不休,运行不息,除心脏的主导作用外,还必须有各脏器的协调配合。肺朝百脉,循行于全身的血脉均汇聚于肺,且肺主气,通过肺气的输布,血液才能布散全身;脾胃为气血生化之源,脾主统血,血液盛衰与脾胃运化密切相关,而血液的循行有赖脾气的统摄;肝藏血,主疏泄,以调节循环血量;肾藏精,精化气,肾精是人体阳气的根本,各脏腑组织功能活动的原动力,且精可以化生血,是生成血液的物质基础之一,故脉象的形成是与全身脏腑气血功能密切相关的。

2. **脉诊的临床意义** 脉象是中医四诊中不可缺少的内容,是中医诊断之特色所在,虽然古人留下许多宝贵文献,但仍是临床中难以掌握的技术。目前,年轻中医对脉诊理解有两个极端,一是"脉诊虚无论",认为脉诊无临床参考价值,甚则临证舍脉从症,即便给患者诊脉,也多是做样子,过分倚重现代医学检查,使中医辨证欠准确;二是"过分夸大论",认为脉诊可涵盖一切,甚则故弄玄虚,以脉说证,博取患者信任,更有甚者通过诊脉去迎合西医诊断,使患者感觉神秘,失去了中医脉诊的意义,也造成了社会上对中医偏见,这些都是对脉诊的歪曲。脉诊自古就是四诊之一,通过脉象的变化,判断五脏六腑阴阳气血盛衰、表里寒热虚实等要素,为辨证论治提供重要依据,是中医诊病客观手段之一,望闻问切,把脉放在最后就是告诉人们,只有在充分掌握望诊、问诊、闻诊基础上,结合脉诊,才能得出客观的辨证结论,从而指导用药。同一种脉象可以出现多种疾病证候,而同一种疾病不同阶段也可以出现不同脉象,这就需要其他三诊结合才能定论。况且,脉诊所提供的资料只是代表中医理论的定位和定性,五脏之阴阳表里寒热虚实,并非现代医学之解剖定位和定性。

脉诊又称切脉、按脉、持脉、把脉、候脉、摸脉等,是医者运用手指对患者身体某些特定部位的浅表动脉进行切按,体验脉动应指的形象,以了解身体状况,辨别病证的一种诊察方法。脉诊有着悠久的历史,在长期的实践中,脉诊得到了历代医家的普遍重视,其理论和临床应用也不断得以发展和完善,成为中医学最具特色的诊断方法之一。脉象是手指感觉脉搏跳动的形象,或称为脉动应指的形象。中医学认为,人体的血脉贯通全身,内连脏腑,外达肌表,心主血脉,脉为血府,心的阳气推动气血运行于脉管中,周流全身,如环无端,周而复始。因此,脉象能够反映全身脏腑功能、气血、阴阳的综合信息。脉象的产生,与心脏的搏动、心气的盛衰、脉管的通利和气血的盈亏及各脏腑的协调作用直接有关。

诊脉时应注意诊室环境安静,避免因环境嘈杂对医生和患者的干扰。医生诊脉时应安神定志,集中注意力认真体察脉象,最好不要同时进行问诊,以避免医生分散精力;患者必须平心静气,如果急走远行或情绪激动时,应让其休息片刻,待其平静后方可诊脉,避免由于活动及情绪波动引起脉象变化。诊脉时避免让患者坐得太低或太高,以保证手与心脏在同一水平;不宜佩戴手表或其他首饰诊脉;肩、手臂不宜挎包，也不要将一手搭在另一手上诊脉，以避免脉管受到压迫。卧位诊脉也要注意手与心脏在同一水平，不宜将患者的手臂过高抬起，也不宜侧卧诊脉。

通过脉诊，可以进行中医诊断的定位和定性。虽然教材讲寸关尺，浮中沉，三部九候，左手候心、肝、肾，右手候肺、脾、命门，但不可过于拘泥。一般来讲，寸脉候上焦，包括心肺、胸腔、颈、头；关脉候脾胃、小肠、结肠、肝胆胰；尺脉候肾、子宫、附件、直肠、肛门、生殖器等。浮取主体表，心肺；中取主里，脾胃中焦；沉取主肝肾、骨髓。

脉象虽分28种，但重点掌握六大要素：一、脉管粗细，大、细，主气血盛衰；二、脉率，迟缓数，主寒热；三、脉象力度，虚实，主邪气正气力量；四、柔和与否，胃气强弱，五、重按有力与否，元气盛衰；六、流利与否，滑涩，心气盛衰与痰湿。

第二章　经方的灵活运用

第一节　《伤寒论》经方灵活运用

中医治病讲究理法方药，其中的方，就是处方，或者叫方剂，是数种中药的组合，当然，这种组合是有一定规则的，组合得法，就会出现有效的疗效，组合不得法，即使用药再多，用量再大，也不会有好的效果。所以，组方用药是一名中医体现疗效技术的所在，属于"术"的范畴。从某种意义讲，中医是"道"和"术"的完美结合，所谓"道"，是指中医的理论体系和思想，"术"指的是具体治疗的技术，一个好的中医，必须两者同时具备。有些人，讲起中医理论来头头是道，临床疗效却较低，这就说明他的组方用药技术较为欠缺，所谓"重道乏术"。

我们知道，中医中药是我们中华民族几千年来用以同疾病作斗争的手段。在远古时代，人们使用中药治病时多是使用单味药，后来随着经验的不断积累，对生命规律的认识不断提高，治疗手段出现升华，出现了组合用药。在中医理论指导下，结合人们长期大量的临床实践，多种方剂的组合出现了，而且人们发现通过两种以上的组合可获得更好的治疗效果，于是方剂就诞生了。由此可见，治病由单味药到复方用药，是中医的一次技术革命，是一个质的飞跃。

方剂的组合必须遵循一定的规律和原则。中医历史上曾经出现过无数大家，他们都留下了许多行之有效的方剂组合，如果都统计的话，恐怕将是一个非常庞大的数字，单就李时珍《本草纲目》所收集的处方就有一万多首。每个组方都有相应的理论和经验支撑，我们不可能记住从古至今所有的方剂，但必须搞清楚组方的规律和根源，使自己也能根据病情需要组方用药。经方就是中医组方最根本的源泉，经，就是经典、路线，许多学科都有经典，许多文化也都有经典，能称得上经典的，必定是开山之作，能够经得起后世的检验，不容易被突破。

中医自古有四部经典：《黄帝内经》《伤寒杂病论》《神农本草经》《温病》。其中，《伤寒杂病论》是一部理论和临床经验相结合的经典巨著，在其之前，还没有一部系统的中医辨证组方用药治病的专著，这部书代表了我国两千多年以前的医疗水平，它的问世把中医辨证组方用药的水平提高到了一个新的层次，这本书的作者即是（东汉）张仲景。我们通过《伤寒杂病论》自序得知，一千八百多年以前，即东汉末年，张仲景生在一个大家族里，生活本来很富裕，但天有不测风云，由于战乱频繁导致瘟疫大流行，不到十年，家族因疾病死亡人数超过了 2/3，其中伤寒占了 7/10。张仲景痛惜亲人的离去，发奋学医，把当时人们同传染病、内伤杂病斗争的经验进行了总结，结合自己的经验和创新，编辑成书，叫《伤寒卒病论》，后世也称为《伤寒杂病论》。该书在张仲景在世时并没有引起重视，在他死后，原书毁于战乱，但是他的一个学生王叔和，是晋朝一位太医，编写了一部《脉经》，这部书把张仲景的《伤寒卒病论》中外感病的部分全部收录了，于是得以流传下来。因为书中所载的方子有很好的疗效，受到许多医家的重视，但并没有广泛普及。比如唐代著名医学大家孙思邈在撰写《千金要方》时，因见不到《伤寒论》曾经感叹"江南诸师秘仲景要方而不传"，说明孙思邈早期没有机会看到这部书，在他晚年才得以见到。这部书真正受到广泛重视是从宋朝以后，越来越多的人发现这本书里的方剂非常好用，里面记载的治病原则和理论体系非常有价值，宋代官方开始组织整理研究《伤寒杂病论》，根据书中内容，将其分成两部分，其中，治疗外感病的部分为《伤寒论》，治疗杂病部分为《金匮要略》。此后，越来越多的人开始对其研究学习,以致后世形成一支庞大的队伍——经方派。

由于张仲景的特殊贡献,后世尊他为医圣。医圣,就是医中圣人,历史上没有几个人有此殊荣。后世的医家在研究中发现张仲景的方剂组合严密,疗效确切,于是把张仲景的方剂称为经方。现在的中医教育都把《伤寒论》作为必修课程,因为后世许多方剂组合都源于经方。有些人专门研究使用经方治病,甚则原方不动,连剂量都不做改动,更有好多人在学习经方时,注重经方的组方原则、辨证规律,并将其灵活使用,创制新的方剂组合,如金元时期易水学派、河间学派等,他们引领了中医学术的百家争鸣,是中医历史上的又一次革命。但是不管后世怎样灵活运用,许多后世方剂都能看到经方的影子。所以学习中医辨证组方,一定要从经方学起,经方是方剂之祖,只有把经方学好,才能有更好的辨证组方基础。本节重点介绍《伤寒论》中一些临床上常用的经方运用。

一、桂枝汤

中医的方剂命名有许多种,桂枝汤就是以方中的君药命名的,是张仲景治疗太阳病的主方。张仲景的《伤寒论》实际上是以外感传染病为基础的一部巨著,其主要贡献在于将外感传染病按照不同的临床表现和不同的时段分成六个层次,也就是通常所说的六经学说,即太阳、阳明、少阳、太阴、少阴、厥阴。太阳是第一道防线,桂枝汤显然是针对外感病的第一关而设置的,它在《伤寒论》中有举足轻重的地位。桂枝汤的妙处在于组方理念,它既能解表(治疗感冒),又能够治疗阴阳失调的内科杂病,所谓"外治风寒内调阴阳",因而被后世称为群方之冠。

桂枝汤组成:桂枝、芍药、甘草、生姜、大枣。

桂枝汤是治疗外感风寒第一方,要想了解桂枝汤,首先应明确中医对外感病的认识。中医认为,外感病是在人体正气虚弱或免疫功能低下时,外界的风寒暑湿燥火等致病因素侵入人体,引起脏腑功能紊乱的一类疾病。众所周知,汉代距离现在两千多年,平均气温较低,且取暖设施不完备,所以外界的风寒之邪最常见,人易感受风寒之邪而感冒,出现畏寒、发热、鼻塞、咳嗽以及脉浮等症状。如此,风寒邪气侵袭人体最外的一层,中医称为表证,当时人们不具备条件从微观角度去认识感冒,无法找到细菌、病毒,只能通过感冒后这些宏观的表现去总结、分析、判断,于是归纳了由表到里六个层面,最表的一层就是太阳。

太阳病既然是外界的风寒之邪气侵袭体表,导致体表生理异常,那么我们就应该解除表邪,或者叫祛除表邪,桂枝汤就是这样的一个代表方剂。

由桂枝汤的药物组成可知,桂枝是君药,桂枝汤以君药命名。桂枝性温,味辛,能够助阳,发散。外感风寒后,阳气受阻,身体出现恶风(寒)、发热(可能体温升高),因是阳气受阻,故需用辛温的药物助阳,驱散太阳在表之风寒。由于太阳中风,风性开泄,营卫失和,营阴不能内守,故出现恶风发热同时,有自汗出,故加入白芍。白芍味酸收敛,性凉,与桂枝相配,一阴一阳,一散一收,可达到祛除风寒、调和营卫的作用。方中还有一味药,甘草,味甘,和桂枝相配,辛甘化阳,和白芍配伍,酸甘化阴,这样一阴一阳,可达到调理阴阳的作用。除此之外还有两味容易被人们忽视的药,即生姜和大枣,生姜一方面散寒,另一方面和胃,大枣健脾,可起到保护脾胃功能的作用。我们知道感冒的患者,如果脾胃功能尚可,就容易治愈(不只是感冒,其他疾病也是如此)。综上所述,桂枝汤尽管只有简单的五味药物,却有着莫大的组方学问。

一般桂枝汤治疗感冒的特点:恶风寒、发热、出汗、头痛(项背痛)、脉浮等。

除了感冒之外,临床还用桂枝汤治疗许多内伤病(内科杂病),如出汗异常、颈椎病、关节痛、神经性头痛、阴阳失调导致的虚劳(尤其中焦虚弱病证)等,后世许多方剂都是在桂枝汤基础上加减变化而来的。

有一位患哮喘病三十余年的患者,本来是治疗哮喘,但无意中说到自己多年来半身不出汗,到了夏季很难受(夏天气温增高,不出汗很难受),西医检查无任何异常。经辨证后开出桂枝汤加减,学生问:"桂枝是热药,夏天可以服用吗?"我说:"有是证,用是药,桂枝汤能调和营卫,有汗能止汗,无汗能出汗。"患者服药两周,出汗恢复,哮喘也得到缓解。

桂枝汤是治疗太阳病的主方,太阳病有什么表现呢?头项强痛而恶寒,也就是说,如果具备头痛连及项背,有畏寒、脉浮(轻取既得),就可以认定为太阳病。太阳病分许多证,如桂枝汤证,还具备鼻鸣、干呕、恶风、汗出等。但是还有一些太阳病,表现为项背强直,拘紧比较突出,也是由于太阳经脉感受风寒,经脉受阻,此时治疗单靠桂枝汤就显得力量不足,于是加用一味葛根,成为桂枝加葛根汤。如果身上畏寒,不出汗,还可加一位麻黄,组成葛根汤。总之,这两个方剂都加了一味重要的药物——葛根。

葛根具有解肌作用。何为解肌?即缓解肌肉紧张,或肌肉僵直。何种情况下会出现肌肉僵直或紧张呢?许多人有这样的体会,感冒后浑身发紧,不出汗,或者出汗也不减轻;当窗熟睡,感受风寒之邪,醒后感觉颈部发紧,僵硬,俗称落枕;还有颈椎病患者,经常有后颈部僵硬之感,这时中医认为是体表感受了邪气。何种邪气呢?主要是寒邪或风寒之邪。如何解决呢?当然是祛邪,去除体表的风寒之邪。桂枝汤作为一个祛除体表风寒之邪的方剂,可以解肌,缓解全身肌肉紧张,但是葛根的解肌作用更强,尤其是对后颈部,也就是项背部肌肉紧张,更为有效。因为这个部位属于太阳经循行部位,葛根可归太阳经,能缓解太阳经尤其是项背部的肌肉紧张,故而对于颈椎病项背不舒的患者,临床常用葛根这味药,尤其桂枝和葛根一起应用效果更佳(当然是

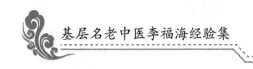

属于风寒侵袭性质的更好）。

现代医学发现，葛根有一种成分——葛根黄酮甙，能够扩张血管，尤其是扩张颈部的血管，所以常用它治疗脑血管病，如椎动脉供血不足，这便是受《伤寒论》中葛根汤的启发。

大约十几年前，我遇到一个中学生，受到刺激后颈部向一侧扭转，无法复位，非常痛苦，西医诊断为斜颈痉挛之类，服药后无明显效果，经我的一位高中同学介绍找到我。我判断这应该是葛根汤证，项背强几几，但是他没有外感风寒之邪。由于没有更好的办法，于是尝试以桂枝加葛根汤治疗，后来一直未曾随访。一年后我的那位高中同学（非中医学者）又因为别的事访我，我突然想起那个中学生患者，就问他患者的后续情况。同学说那个患者服药三剂颈部僵硬便有所缓解，服药十剂便已痊愈，已经上大学了。

二、麻黄汤

太阳病除了桂枝汤证，还有一个非常重要的证——麻黄汤证。桂枝汤证是有汗、恶寒发热、脉浮头痛。既然有汗，说明卫气不固，汗液流出，属于表虚。但是有时虽然畏寒、发热很厉害，却不出汗，中医讲这类人汗孔被寒邪闭郁，故而汗液无法发出，称为表实证。这时，就不可只用桂枝，还需用到麻黄，麻黄辛温，发汗作用很强，和桂枝配伍应用可增强发散外寒的作用，更主要的是可以使人通过发汗，将进入人体内的寒邪驱散。因此，麻黄汤通常被称为发汗剂。当然，麻黄汤不只是发汗，还能够宣肺、平喘、止咳、利尿，方中杏仁即是很好的止咳药。因此，麻黄汤适宜治疗太阳病恶寒发热、无汗、身体疼痛、脉象浮紧，最好伴有咳喘的患者。

现在临床上因为大量使用解热镇痛剂，发汗的力量非常强，真正感冒后未出过汗的人很少，所以典型的麻黄汤证也就少了。但这并不意味着麻黄汤用处变小,我们可以将其进行化裁,灵活应用。例如,去掉桂枝,剩下三味药,麻黄、杏仁、甘草,叫三拗汤,单治疗咳喘,这也是现在治疗咳喘病的基础方;如果再加上一味薏苡仁,则为麻杏苡甘汤,可治疗风湿表证,如关节疼痛,因为薏苡仁能够祛湿;如果阳气虚弱感受风寒,脉象沉细,这时需加入温阳之品,如附子、细辛等,为麻黄附子细辛汤;如果肺热咳喘,可以加石膏,去桂枝,为麻杏石甘汤。

20世纪90年代初期,我在急诊科工作。当时冬春季经常流行小儿肺炎,患者很多,大部分表现为发热、咳喘、出汗,医院主用抗生素治疗,但是许多患儿对抗生素不敏感。我以中药治疗,方剂选用麻杏石甘汤加味,高热不退的患儿则加用羚羊角粉,许多患儿服药后逐渐热退,咳喘也慢慢缓解,其他患儿家长知道后都来要求以中药治疗,许多肺炎就这样被治好了。现在儿童患肺炎后一般都是去医院输液,以抗生素治疗,殊不知中医治疗这类疾病效果很好。

三、青龙汤

青龙是古代四神兽之一。龙负责水的管理,四海龙王是水之主。前面讲到麻黄汤治疗外感风寒、恶寒发热、身体疼痛、无汗,伴有咳喘,重在发散体表的寒邪。“形寒冷饮则伤肺”,如果寒邪侵犯人体,进一步伤肺,对肺造成了重要损伤,表现突出咳、痰、喘,单靠麻黄汤就显得力量较弱,此时需加用干姜、细辛、五味子、半夏来增强止咳平喘、温肺化痰的功效,这一方剂便是小青龙汤。小青龙翻云覆雨,服用既能发汗解表散寒,又能够温化痰饮,止咳平喘,不论是感冒造成的急性支气管炎,还是原有慢性支气管炎、感冒后急性发作,都可以应用。

20世纪80年代中期,我读大学二年级,刚学过小青龙汤。寒假放假回家,当时河北慢性支气管炎患者很多,一位有几十年病史的慢性支气管炎患者,一直服用氨茶碱等药物,听说我上医科大学回来了,就叫我开几剂中药,试试能否将他的咳喘治好。于是我就照方抄了一个小青龙汤,患者服药三剂,即感觉咳喘有所缓解,但出现出汗、心慌的症状,我立刻叫他停药。回到学校后询问老师,老师说这个患者没有明显的外寒,重用麻黄就会出现发汗、心慌的反应,这时可改用蜜炙麻黄,一般讲,蜜炙麻黄减轻了发汗作用,作用相当于生麻黄的一半。如果咳痰色黄,有明显的痰热,可加石膏、黄芩。

四、五苓散

按照六经传变规律,在太阳病这个层面,有时以桂枝汤、麻黄汤治疗后邪去症安,疾病痊愈,但有时治疗却无法获得很好的效果,可能会使疾病转变,或进一步加重,进入阳明、少阳或太阴等,甚至无法归类到这六个层面,超出外感病传遍的规律,通常称之为变证。张仲景的《伤寒论》中有许多治疗此类疾病的方剂,五苓散便是其中代表。

五苓散主治膀胱蓄水证。太阳病包括经和腑两种情况,上面所讲的是太阳经的证候,但是病邪可以循经入腑,影响膀胱的气化功能。现代医学认为,膀胱是一个储尿器官,负责排泄尿液,中医认为,膀胱通过气化,可以将有用的津液吸收,无用的尿液排出,这种功能要靠肾的阳气实现。如果肾的阳气受到损伤,气化功能就会受到影响,出现排尿困难、尿潴留,甚则浮肿、口干,所以张仲景用五苓散的主症是脉浮、小便不利、微热消渴、渴欲饮水、水入则吐等。其中,小便不利是主症。口渴,一是水液代谢紊乱,并非真正缺水;二是阳气虚,津液无法被分布到上焦。当然这种渴,靠喝水是无法解决问题的,因为喝多少水都无法输布到上焦,甚则喝到吐水都无效果。这时应该如何治疗呢?一方面,要疏通水液,让水道畅通,以茯苓、猪苓、泽泻、白术健脾治水;另一方面,因病仍在太阳,妙在以桂枝发散在表的寒邪,并温通肾阳,帮助膀胱恢复气化功能,从而使水液代谢恢复正常。五苓散可以说是脾肾兼顾,攻补兼施,临床上主要用于排尿困难、口渴干燥属于阳气虚的疾病,如前列腺疾病、干燥综合征等。需要注意的是,属于湿热下注的小便不利则不可使用。

现代医学有一种免疫系统病叫干燥综合征,表现为眼、口、鼻异常干燥,患者往往非常痛苦。部分患者用激素治疗后症状有所缓解,但许多患者无法耐受激素治疗的不良反应,于是找中医治疗。许多中医根据干燥现象认为是阴虚,使用大量的滋阴药后,患者病情仍无缓解。我跟路志正教授学习期间,发现路老治疗这类疾病常用燥湿药,不得其解。路老解释,这种病叫燥痹,是痹症一种,虽然有干燥之状,但也有湿邪阻滞之象,并非真正的阴虚,是因津液不能正常分布所致。我恍然大悟,既然这样,也应该有阳气不足的现象。因为中医讲,水的代谢和分布要靠阳气,尤其这类患者大多都明显伴有关节疼痛、畏寒等现象。于是对于有明显阳虚水液不化的患者,我在用药时常加入桂枝,一方面可以助阳气化,另一方面可以温通经络。

有一位70多岁的老年患者,在协和医院诊断为干燥综合征,激素治疗一年后出现骨质疏松,于是不敢继续进行激素治疗,找我用中医治疗。诊时患者口舌干燥,欲饮水,水进入口中不想咽下,且关节畏寒、腰膝酸软、周身疼痛、小便不畅、大便干燥。审阅患者以前的处方,大都是益气养阴生津的药物,我解释这属于阳气虚,应该温阳,疏通水液。我以五苓散加济生肾气丸治疗,患者服药后小便通利,干燥现象逐渐好转。当然这种病完全治愈很难,能够缓解症状也算是临床有效。

五、白虎汤与承气汤

如果太阳病未治愈,疾病进一步发展,就进入了阳明病。这一部位多气多血,邪气至此正邪斗争非常激烈,常见症状有高热出汗、大便干燥等。白虎汤是治疗阳明病的代表方,张仲景记述的主症是大热、大汗、大渴,脉象洪大(如惊涛拍岸)。白虎汤的组成是石膏、知母、粳米、甘草,主要功效是清热,治疗发热疾病很有效。

20世纪50年代初期,河北石家庄地区乙脑大流行。众所周知,对于这类病毒感染性传染病,现代医学至今都无特效治疗方法,死亡率很高。当时河北地区的中医根据乙脑发病时表现的情况,如高热、烦渴、脉大等现象,以白虎汤进行治疗,发现有效。于是用大锅熬药发放给患者,救活了许多患者,这件事情惊动了国家,于是国家卫生部组织对此进行了鉴定。我的老师路志正教授当时在卫生部工作,经过鉴定,认为中医治疗乙脑确实有效。第二年,北京地区流行乙脑,人们借鉴石家庄经验,用白虎汤治疗,发现效果不甚明显。当时北京的著名中医专家蒲辅周先生,他是周总理的保健医,在中医界非常有名望,我的老师薛伯寿教授就跟随蒲老学习13年,尽得其真传。蒲老分析了当时北京的发病情况,认为北京地区流行情况与石家庄不同,因为这一年北京多雨潮湿,患者发病时多有湿邪成分存在,单用白虎汤无法解决问题,于是蒲老在白虎汤基础上加了一味苍术用来祛湿,这样就变成了白虎加苍术汤,临床使用后果然效果极佳。由此可见,同样是乙脑病毒,不同的环境不同的表现用方是不同的,这就是辨证施治。

有一位刚退休的干部,发热一个月余,到医院无法确诊所患疾病,但已排除感染性疾病,因未发现感染证据。后来核磁共振检查发现胰腺有病灶,考虑胰腺癌有转移灶,无法手术,故而想让中医治疗。观其证候,发热、面色潮红、汗多、口渴、喜冷饮,我判断这是阳明热盛证,于是以白虎汤治疗,三天后患者开始退热,五天后体温恢复正常。患者很高兴,认为病愈不需再服药,家属则认为既然是癌症,还应继续化疗。结果坚持了三个疗程,患者体力出现进行性下降,再服中药已经出现胃气损伤,药入口则吐,中医称已无胃气,预后差。过了一个月,患者去世。现在回想,患者如果坚持服用中药,热退后,再扶持正气,提高自身抗病能力,或者即便化疗,也能减轻药物不良反应,所谓养正除积,或可出现不一样的结局。

中医用经方,往往是抓主症。白虎汤证有大热、大汗、大渴、脉洪大,这是人们常说的白虎四大主症,常见于外感病发热,但有时四个主症不一定都见于外感病,内科杂病如果具备其中特点也可以应用。比如说,糖尿病身热出汗、体温不高、口渴难忍,用白虎汤治疗后,症状缓解,血糖数值也明显降低,于是有报道称白虎汤能治疗糖尿病。曾有一位学生,刚听完讲白虎汤证的课程,听说能治糖尿病,于是给一个患者用了三天,患者出现不欲饮食、大便不成形的情况。这位学生问我原因,我说你看见患者有白虎汤证吗?他说:"患者口渴、出汗,但是平常大便不成形,怕吃凉食,胃经常胀满。"我回答他:"这说明患者不具备阳明热证,还有胃寒之状,白虎汤当然不能用。"由此可见,中医有许多好的方剂,但临床上要会灵活应用,要会辨证才行。

白虎汤是治疗阳明经病的主方,中医认为阳明这一层面对应的脏腑主要是胃和肠。白虎汤适应证是发热、出汗、口渴、脉大,未提到大便是否干燥。但有时发热的患者,不论应用多大量的清热药物,热仍然不退,经过通大便后热则很快退去。

以往,人们习惯于讲"上火"了,大便干燥,这说明大便干燥是火热偏盛的一个标志,中医在收集患者资料时非常重视排便情况。大便是否正常,是人体健康的一个标志。大便干燥,如果伴有发热(不一定体温高),是肠胃有热的标志。当然白虎汤证中不包含大便干,因为肠胃无积热。如果阳明经病出现大便干燥,说明病位已达肠胃(由经到腑,病位深入),这时就需服用承气汤。承气,顾名思义,顺承气机。中医理论非常重视气机,人的生命活动形式可以用气机的升降出入来概括。不论疾病多么复杂,都可以概括为气机升降出入的异常,而且在治疗时也可通过调理气机升降出入来解决问题,这就是中医的特点,"把复杂的问题简单化,需要智慧"。承气汤便是顺承肠胃之气的代表方剂。在中医理论中,肠胃的功能以降为顺,食物进入人体由上到下是一个消化、吸收到排泄的过程,总体趋势是下降,如果疾病影响肠胃功能,这一下降过程受到阻碍,出现大便干燥、发热、腹胀、腹痛的症状,就说明肠胃有粪便聚结,则为阳明腑实证。这时需借助药物将肠胃的有形粪便和积热排出,其实质是帮助肠胃之气下降,或者说顺应肠胃之气下降来使身体功能恢复正常,因而叫承气汤。承气汤的代表方有三个,分别是大承气汤、小承气汤和调胃承气汤。不论哪一个承气汤,其主要药物都是大黄。大黄在中药里被称为将军,能够通便、泄热,所谓的"能够推陈出新,荡涤肠胃"。现代研究表明,大黄含有蒽醌类物质,能促进胃肠蠕动,其实这就是顺承肠胃之气。

曾经有一位脑出血急性期的患者,昏迷发热一周,西医以许多退热药物和抗生素治疗都无效,于是找中医会诊。因为患者昏迷,无法查看舌苔,我便询问大便情况,家属代诉自从发病后一直未大便。于是我以大黄、元明粉、枳实、瓜蒌、石菖蒲、郁金、元参等药物进行治疗,嘱家属熬成水,以鼻饲管灌服。第二天,家属告知我说服药当晚患者顺利大便,今天早晨体温下降,37 ℃,接近正常,而且意识开始恢复,可睁眼。他们问我什么药物如此神奇?我解释,就是以承气汤为主,使肠胃之气顺畅,患者意识便可好转。这听起来仿佛有些不可思议,胃肠和大脑能有什么关系呢?其实人的神经系统非常复杂,全身各部分都会互相影响。现代研究发现,人体肠道中可分泌一种物质,能够促醒,叫脑肠肽。因此,有人将肠胃称为第二大脑,并在临床中发现调理肠胃可以改善神经系统。

六、小柴胡汤

小柴胡汤是《伤寒论》中治疗少阳证的方剂,临床应用非常广泛。少阳病是外感疾病过程中一个非常特殊的阶段,病邪与正气斗争难解难分,如果无法尽快治愈,病情很快会急转直下,进入三阴阶段(正气不支,无力抗邪),如果治疗得当,病邪还可以转出而治愈。所以,中医称其为半在表、半在里。治疗方法上,既不能单纯清热,也不能单纯补虚,要和解,小柴胡汤便是一个以和解为主的方剂。那么,临床上何种疾病可以用小柴胡汤治疗呢?张仲景给出的范围是:口苦、咽干、目眩,往来寒热,胸胁苦满,心烦喜呕,默默不欲饮食,习惯上称之为七大主症。那么,是否以上这些症状都具备才能应用小柴胡汤治疗呢?当然不是,张仲景在《伤寒论》和《金匮要略》中共有 21 处使用了小柴胡汤,而且每一处的应用都不尽相同,但有一个共同点——具备少阳证基本特点。所以,张仲景为了让后人更好地使用小柴胡汤,提出了"伤寒有柴胡证,但见一证便是,不必悉具",这说明临床上要灵活掌握。

有一位六十多岁的女性患者,患抑郁症 20 余年,中西药治疗多年,病情越来越严重。进到诊室,表情淡漠,连正眼都不看医生,跟她说话也不愿搭理,最后说了一句话,我不想看病,是我儿子非要我看,我都不想活了,还吃什么药?察其舌脉,舌质暗红,苔薄黄,脉弦细。根据症状中一个非常突出的表现——不欲饮食、心烦,"默默不欲饮食,心烦喜呕",我判断这是小柴胡汤证,于是以小柴胡汤加百合知母汤和琥珀温胆汤治疗。这是一个经方的组合,患者服药多年,单纯的小柴胡汤无法解决问题的,需要进行变通。当然,这一处方仍以小柴胡汤为主。患者儿子在旁边看了处方,对我说,这里面许多药好像都用过,我说,这种组合肯定没用过,他说那倒是。我向他解释,中医用药好比将帅用兵,同样的军队不同人指挥结果不一样。患者照方服药一周,一周后来复诊。患者儿子说,这次真奇怪,她主动要求来看病了。我表示这是好现象,仍按照原来的思路又开了一周的药,患者这一次服药后表情明显不同之前,面色开始有红晕,精神显著好转,亲自对我讲,现在我不想死了,感觉生活很有意思,食欲也有所恢复。我对她说,你的肝气开始得到疏通,气机调畅,病很快就会好了。继续按照

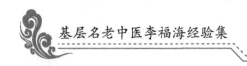

这一思路调整，两个月后，患者基本感觉正常。

关于经方组合，经方代表古人用药组方的法度，今人用经方主要是用其思想，药物可以进行变通，有时不同的病情需要两种以上的方法组合，所谓"古方新病不相能也"。

小柴胡汤现在用于感冒的治疗。现代研究柴胡能退热，临床上有小柴胡颗粒和柴胡注射液。但是中医用小柴胡汤必须辨证，如感冒发热，条文里描述适应证"往来寒热"，这种发热的类型就比较适用小柴胡汤。另外，从病机上来讲，小柴胡汤主治少阳病。少阳代表疾病的一个层次或部位，按照由表到里的顺序，应该在半表半里之间，换一个说法，就是阴阳之间。所谓阳病，相对来讲就是正气不虚，正邪斗争剧烈，发热程度较高，以实证为主；阴证则是正气虚弱，免疫力低下，正邪斗争不太剧烈，一般无发热或热势较轻，以虚证为主。因此，少阳证半表半里，其表现也是介于两者之间，正气相对虚弱，但是还有能力与邪气抗争，表现为往来寒热，即一会儿冷，一会儿热，这一阶段则需一边祛邪清热，使邪气从外转出，一边扶正固本，防止邪气进一步深入使病情加重，这种治疗方法即为和解。小柴胡汤是一个和解代表方，临床在应用小柴胡汤治疗感冒时必须抓住要点，一是有身体虚弱的基础，如胃肠功能平常较差，二是发热一般呈间歇式，即一会儿冷，一会儿热，当然如果还同时有口苦、咽干、头晕目眩等则更准确。

七、理中汤（人参汤）

理中汤，顾名思义，就是调理中焦的方剂。按照《伤寒论》的六经理论，疾病的传遍分三阳和三阴，太阴应该是疾病进入阴分的第一关，主要表现为脾胃功能障碍，尤以脾胃功能减弱为特点。脾胃功能减弱主要表现为腹胀，其特点为喜温喜按，遇寒冷加重。这和阳明实热的承气汤正好相反，因为这是脾阳不足，运化功能减弱，气机上下不通畅导致,除此之外,还应该有乏力、大便溏薄的症状。如此类证候,就需要用理中汤(人参、白术、甘草、干姜)健脾温中。《伤寒论》中理中汤还有一个名称——人参汤,因为方中含有人参,且人参为君药。如果患者还有明显畏寒、腹痛(这种腹痛程度不会很剧烈,不怕按压),可加入一味附子,叫附子理中汤。因为这类脾胃虚寒的患者一般病程较长,为服用方便,常将其制成丸药,叫附子理中丸,现在药房很容易买到。

就是这样一个非常普通的方剂,临床上有时也会出现偏差。有一位慢性肠胃功能紊乱的患者,平常不敢吃凉食,天气一冷腹部就难受,大便常年不成形,非常像理中汤的适应证。去年夏天他来就诊,我想这病非常简单,于是就以理中汤治疗。患者服药一周后,大便逐渐成形,但是出现了口苦、大便不通畅且气味很重。我于是意识到,这是温药过量出现热象,又一细问才知,患者平素好饮酒,不敢饮啤酒,饮少量白酒。我瞬间就明白了,饮酒之人大部分有湿热,于是在原方的基础上加了黄连和木香,患者服药一周后病情好转,我建议其戒酒,又调理一个月,患者基本痊愈。

八、真武汤

真武汤这一方剂也是以北方神兽命名,北方玄武,宋代避讳玄字,于是改真武。北方属水,真武汤温肾阳利水,其组成为附子、茯苓、白术、白芍、生姜。我们知道,肾为水脏,人体的水液代谢在上要靠肺,在中要靠脾,在下要靠肾,即肾阳。肾阳若虚,下焦水液就会泛滥成灾。中焦的水液泛滥主要表现为湿,肾阳虚的水灾主要表现为水饮。这种水饮形成后,可以导致人体各个部位成病,习惯上称其为阳虚水泛,表现主要有头晕目眩、肌肉跳动、身体抖动、摇晃不定、站立不稳。附子、茯苓、白术、白芍、生姜,脾肾双补,温阳利水。刚学习《伤寒论》时还无法理解,只说脾肾两虚,究竟张仲景用它治疗了何种疾病呢?等参加

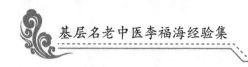

工作后,接触的患者逐渐增加,就遇到了这种情况。

有一位高血压病的患者,患病二十余年,一直服用降压药,近几年效果逐渐不明显,且越到冬天病情越重,血压升高时头晕目眩,摇晃站立不稳,身体抖动,需要立即躺下,服用降压药后两个小时才有所缓解。当时西医考虑高血压脑病,但缺乏诊断条件,加之该患者50岁,于是定为高血压病、自主神经功能紊乱(现在许多病无法诊断时,都用这个名字)。曾经找过许多中医,均未见明显效果。找到我时,病情刚发作完,几乎每周发作一两次。我看前面医生开的几乎都是平肝潜阳的方剂,因该患者病情非常明确——高血压病,中医治疗高血压多半采用平肝潜阳的方法。既然无效,这一思路肯定不行。我观其舌脉——舌胖大、苔水滑、脉沉弦,突然想到真武汤,这不是典型的阳虚水泛吗?可是方中有附子,大热之品,高血压病可以使用吗?我解释给患者,中医治病是辨证用药,你现在是阳虚,需要温阳,对证就可。安全起见,我用了6g附子,一周后,患者说这周只发作一次且程度有所减轻。我表示这说明药物对证,于是将附子加到12g。再次服药一周后,患者复诊,说这周未发作,血压基本处于正常范围,我于是放心,嘱患者照方服药一个多月,患者病情基本上未再发作。当然此方不可长期使用,于是叮嘱她减量,改成两天吃一剂。患者又坚持服药一个月,未再发作。

后来我根据张仲景所述的证候表现,用真武汤治疗高血压病、内耳眩晕、帕金森病,只要符合肾阳虚表现,治疗效果都较为显著。

九、黄连阿胶汤

黄连阿胶汤是《伤寒论》少阳篇中治疗阴虚化热的主方。有人考证该方实为朱雀汤,朱雀也是四神兽之一。病到少阴,涉及心和肾,如果心肾阴虚,就会出现化热的迹象,当然这种热属于虚热,患者感觉烦热,但是体温不一定升高。《伤寒论》记述黄连阿胶汤的适应证为"少阴病,二三日,心中虚,不得眠,黄连阿胶汤主之"。按照中医理论,肾阴亏损,阴虚化热,虚热扰动心神,出现了心烦失眠,应该属于心肾不交证。

心肾不交证可用交泰丸,但黄连阿胶汤的心肾不交与交泰丸不同。前者是肾阳虚气化不利,阴液无法上承,必然有腰以下冷痛、小便不利或清长、夜尿增多等气化不利现象。而黄连阿胶汤的心肾不交是肾阴虚已经化热,虚热上扰心神,治疗只能滋阴清热,没必要再温肾阳。

黄连阿胶汤现在主要用于治疗失眠。我们知道,失眠症现在非常多,现代医学或调节神经,或强力镇静催眠,甚则以抗焦虑、抗抑郁之法来治疗。中医治疗失眠思路则不同,要辨证分析睡眠的哪个环节出了问题。不是表象的用酸枣仁、夜交藤就能治疗失眠,那不是真正的中医,真正的中医是要辨证的。以黄连阿胶汤为例,如果不具备阴虚发热的特征,就不可使用。

十、四逆汤与当归四逆汤

提到四逆,就会想到其适应证,即四肢逆冷。中医理论认为,人体之所以能维持体温,不畏寒冷,是由于阳气的温煦作用。阳气所到之处就好比阳光普照,就会有温暖,阳气无法温煦之处就好比阳光照不到的地方,一片阴霾之象。如地球的南极和北极,一年四季,阳光照射的时间很短,所以冰天雪地,异常寒冷,生物的种类和数量很少。人体也一样,如果阳气无法到达四肢末端(四肢末端也是阳气最不容易到达的地方),就会出现四肢发冷,尤其是手和足,到了冬天则更明显。因此,许多阳虚体质的人很怕过冬天,即便是到了夏天,手足也十分怕凉。这种人脉象一般都沉细,治疗的方法是温补阳气。四逆汤是一个代表方,张仲景将它用于少阴病,阳气受损之疾病。四逆汤以附子为君药,附子是大热纯阳之品,有回阳救逆之功。即用于亡阳证候,当人体的阳气丢失、耗散,无法维持人体正常生命活动,各种生命活动低下,甚至危及生命,突出表现就是四肢冰凉,这种情况很危险,现代医学称为休克的病证便是亡阳。当然,现代可以测量血压,治疗上可以补液、升压等,古代缺乏这些手段如何判断呢?就是根据患者的手足温度及脉象来判断,也非常准确,许多患者就是这样被救活的。中医抢救亡阳证的方法之一,就是用附子这类药回阳救逆。四逆汤还配伍干姜、甘草,干姜能协助附子温补阳气,而甘草可降低附子的毒性,否则附子用量过多就会导致中毒,这已经过现代科研证实。所以,古人组方所体现出的科学性,是经过大量的临床实践总结出来的,经过了几千年的检验,现代人不能轻易否定它。现在南方扶阳派大量使用附子,都配合使用甘草,以避免中毒。这个方剂如果加上人参,叫参附汤,回阳救逆、大补元气的功效更佳。临床上有参附注射液,应用效果良好。

临床上现在很少用四逆汤去治疗亡阳证,但是对于阳气虚弱,手足怕冷,甚则手足冰凉的病证,仍然应用很多。众所周知,有一种病叫肢端血管痉挛,即雷诺病,主要表现为手足冰凉、疼痛,尤其遇到凉水后就会诱发加重,使用四逆汤效果明显,也可以用当归四逆汤。

有一位东北老年患者,下肢静脉栓塞,下肢肿胀疼痛,皮肤溃烂瘙痒,西医建议手术,但患者年事已高,不愿意手术,遂找中医治疗。我对患者说,中医可以治疗这种疾病,但是不一定都能够使血栓溶解,可以改善证候,于是用当归四逆汤治疗。患者服用两周后,肢体瘙痒减轻,浮肿消退,但是出现了腹泻。我考虑方中没有引起腹泻的药物,即便是当归有滑肠作用,也不至于腹泻这么严重,就询问患者最近的饮食情况。患者回答说最近吃了西瓜。我说,常人没事,但是你的阳气虚,脾阳也虚,西瓜偏凉,所以吃后会引起腹泻。患者表示不吃西瓜了再试试,过了一周果然未再腹泻。

四逆散也是治疗四肢逆冷的方剂。四肢逆冷是由于阳气不能到达四肢末端,但四逆散与四逆汤不同,它的适应证不是整体的阳虚,是由于肝气郁结,阳气不能分布到四肢末端。多见于女性,尤其肝气不舒者。四逆散的组成不含温补阳气的药物,只有柴胡、枳实、白芍、甘草四位药,疏肝理脾,除了治疗四肢逆冷,还治疗腹痛、咳嗽等病证。我的老师薛伯寿教授善于用四逆散治疗小儿咳嗽,开始我不理解,后来才明白,薛老是用这一方剂调理气机,气机顺畅则肺气通,咳嗽便可痊愈。后来我在临床上遇到这类患者,如果属于气机不顺畅的咳嗽、手足发凉、腹痛等,就用四逆散加减,收到很好的效果。

十一、泻心汤

泻心汤,实际不是泻心,这里说的心,指的是心前区这个位置,包括剑突下,中医称为心下,《伤寒论》中用泻心汤主治心下痞。所谓的痞,相当于《易经》所说的否卦,就是阴阳上下不交会,在这里指的是上下不通、气机不畅而导致的一种堵闷感觉,其实就是脾胃的病变。脾胃是气机升降的枢纽,脾胃功能受损,人就会出现堵闷感觉,许多慢性胃炎的患者经常有这种现象。《伤寒论》中的泻心汤有两类,一类由胃热导致,用大黄黄连泻心汤,也就是通常所说的三黄泻心汤。大黄、黄连、黄芩这三味药,其中大黄要求后下,煮沸即可,否则就会失去其泻下清热作用,现在市场上的三黄片,就是治疗胃肠有积热的方剂。另一类是寒热错杂证候,代表方是半夏泻心汤。半夏泻心汤有半夏、黄连、黄芩、干姜、人参、甘草,因为针对寒热错杂证候,所以方中既有半夏、干姜等辛热药,又有黄连、黄芩等苦寒药,当然也有人参、甘草这类健脾补气药,可谓是辛开苦降,攻补兼施。这个方剂的适应证,除了心下痞满,还有恶心、呕吐、下利(腹泻)等,综合起来就是呕利痞。三者之中有一个就可,不必悉具。但是,必须是寒热错杂的病机,也就是说,这一类患者既不能是纯寒,也不能是纯热。临床上我常用这个方剂加减化裁治疗各种慢性胃炎、肠炎等,有很好的疗效。

有一位基层的副处长,刚刚提拔不久就出现胃脘痞满不舒之状,起初没在意,后来不断加重,以致不欲饮食。于是做胃镜检查,发现是萎缩性胃炎,同时病理检查显示肠上皮化生,他查资料发现这种病可以致癌,于是心理压力非常大,西医尚无特效药物,建议动态观察。遂找到我,询问中医是否有好的治疗方法。我询问患者日常是否有不良饮食习惯,患者自诉常吃辣椒,喜饮浓茶,工作很累,吃饭无规律,晚饭经常在八点以后。我说这些都是引起脾胃损伤的原因,可以服用一段时间中药。他问能治好吗?我说肯定能减轻症状,但能否痊愈,一是看你能否坚持服药,因为萎缩性胃炎无法在短时间内逆转,三个月一个疗程;二是你要改掉不良的饮食习惯,他表示自己能做到(人到此时是可以下决心的),于是我以半夏泻心汤加减治疗。两个月后,患者悄悄做了胃镜复查,结果显示有所好转,很高兴地对我说中药真神奇,快到癌变了还能逆转。我说,中医自古没有癌症的概念,你的病我没有按西医的思维去治,只是按照中医思维去辛开苦降,解决你脾胃寒热错杂、气机不畅的问题,现在这个问题解决了还有后续的问题,要继续坚持良好的饮食习惯,保持心情舒畅,否则还会复发。这个患者过了一年多,病情仍一直很稳定。

十二、乌梅丸

乌梅丸是厥阴篇里唯一的主方,有许多人认为它的适应证主要是针对蛔虫。但是,现在蛔虫很少了,而这一方剂还在广泛应用,因为它除了治疗蛔虫还能治疗久痢,即慢性腹泻。乌梅丸的组方很复杂,既有酸性的乌梅,又有辛热的附子、肉桂,既有苦寒的黄连、黄柏,又有甘温的人参,可谓酸苦辛甘俱全,临床上经常用它治疗慢性结肠炎、肠胃功能紊乱等。

曾有一位退休女教师,62 岁。自述一年前渐出现腹泻,一日 3、4 次,凌晨 5 点即排便,不成形,有脓液,便前腹痛,遇寒即发。曾与西医某医院检查,诊断为结肠炎,给予口服药治疗,无效,遂转中医治疗。诊时症见精神疲乏,自诉早晨 5 点开始腹泻,伴腹痛,泻后痛减,饭后又开始腹泻,每天 3~4 次,不敢着凉,遇凉即发,纳谷不馨,胃脘有时胀满,睡眠差,舌质暗红,体胖,齿痕,苔薄白腻,脉弦滑。中医诊为腹泻,脾肾两虚,寒热错杂,治当补肾健脾、辛开苦降,方用乌梅丸加减。当时处方:乌梅 12 g,黄连 10 g,黄柏 9 g,当归 10 g,半夏 9 g,干姜 10 g,甘草 9 g,防风 12 g,白芍 15 g,川椒 10 g,党参 15 g,肉桂 6 g,补骨脂 10 g。7 剂。

服药一周,症状明显减轻,后以此方加减月余,症状基本消失。

因本例患者,下利患病日久,既有湿热内蕴,又有脾肾虚寒之象,虚实寒热错杂,所以治疗辛苦甘寒并用,以乌梅丸为主方,配合泻心汤和痛泻药方加减,验证了仲景"乌梅丸又主久利"在临床上的运用效果。

第二节 《金匮要略》经方灵活运用

众所周知,张仲景所著《伤寒杂病论》流传于世,其实被后人分成了两部分。一部分就是主要论述外感疾病的《伤寒论》,包括现代所说的感染性疾病和流行性疾病。但是这本书虽然论述的是外感疾病,其中的方剂却仍然适用于内伤杂病。

从《伤寒论》问世,一直到宋朝以前,人们都以这本书为治疗外感和内伤疾病的主要学习教材。北宋神宗年间,皇帝下令成立医书校正局,派林亿、高宝恒等对古医书进行校正,当时的国家图书馆在整理旧的书籍过程中,发现有一些虫蛀的竹简,并且发现其中的内容有些是以前未曾见过的,经过研究,确认书中的内容出自张仲景,是张仲景治疗杂病的部分,于是将其进行了整理,命名为《金匮要略方论》,简称《金匮要略》。这本书由于治疗杂病疗效突出,被称为方书之祖。

《金匮要略》主要论述内伤杂病的诊断治疗,全书涉及病证三十多种,方剂二百多首,大多数疗效可靠,被后世广泛使用。《伤寒论》的方剂主要以六经为纲进行论述,而《金匮要略》的方剂则是以证候或病为纲进行论述。本节选其中一部分方剂,阐述如下:

一、瓜蒌薤白白酒汤

瓜蒌薤白白酒汤是《金匮要略》治疗胸痹的主方。胸痹主要表现为胸部闷痛,伴有气短、发憋等,相当于现代医学所说的冠心病心绞痛以及具有这些证候的其他疾病。中医理论认为,引起胸痹的原因很多,但其中最重要的病机就是胸中阳气亏虚,即胸阳不振;如果同时有阴寒邪气侵袭,就会造成血脉痹阻不通,不通则痛。像这种情况,既然是胸阳不振、痰湿内盛引起的血脉痹阻,治疗当然要温通心脉、宽胸化痰,代表方便是瓜蒌薤白白酒汤。瓜蒌是君药,可化痰、宽胸理气。瓜蒌这种植物全身都是药,果实分瓜蒌皮和瓜蒌仁,瓜蒌皮宽胸化痰,瓜蒌仁偏于通便润肺,肺与大肠相表里,对于既有痰热阻肺,如肺炎咳喘痰多同时大便又干燥者最为实用。瓜蒌根也叫天花粉,有滋阴、生津、止渴的作用,糖尿病患者经常使用。因此,医者在选用中药时必须考虑周全,一种中药同时具有许多功效,有些是病情所需要的,有些则是不需要的。比如说,瓜蒌本性偏凉,这一点不利于血脉畅通,于是加一味温性药——薤白,一则薤白本身能够温通心脉,二则它可以制约瓜蒌的寒凉之性。瓜蒌薤白白酒汤的最后一味药是白酒,古代所用的是用糯米酿的清酒,现在韩国、日本都还在用。白酒本身就是一种药物,性质辛温助阳,可温通经脉,少量服用有益于心脉流通。由此可见,瓜蒌薤白白酒汤的组成非常合理。煎煮方法上,需注意白酒后下。当然,现代社会很少使用白酒煎药。如果痰湿偏盛,胸闷胸痛范围较大,就可采用张仲景治疗胸痹的第二个方剂——瓜蒌薤白半夏汤。这一方剂在瓜蒌薤白白酒汤的基础上加了一味半夏。半夏是辛温药,可化痰散结,和瓜蒌相配能够增加化痰功效,这两个方剂对胸痹属于痰湿偏胜者最为适合(现在许多冠心病患者都属于痰湿体质)。

一位 60 多岁的冠心病患者,于一年前行支架手术,当时胸闷、气短的症状未完全得到缓解,一年来症状不断加重,口服硝酸酯类药物无效,自服丹参片与三七粉,症状都无改变。就诊时,面色晦暗,舌体胖,齿痕,舌质紫暗,苔腻,脉细滑,大便黏滞,自诉每遇劳累、寒冷,症状加重。我判断这是寒痰痹阻心脉,需要温化寒痰,理气通脉,以瓜蒌薤白半夏汤加味治疗。药用:瓜蒌 30 g,半夏 9 g,薤白 10 g,黄芪 30 g,太子参 15 g,苏梗 12 g,枳实 15 g,炒白术 15 g,炒苍术 15 g,茯苓 30 g,杏仁 9 g,炙甘草 6 g,丹参 30 g。患者服药一周后,感觉神清气爽,胸闷、气短的症状明显减轻,于是又以该方加减服用两个月余。后来我观其病情稳定,建议停药,患者表示担心病情反复,坚持再服药一个月,后来病情一直很稳定。家属疑惑:是不是原来支架坏了,服中药又把它通了? 我回答说不是,支架是金属做的,一般不会坏,但是支架只解决部分问题,还有许多循环问题无法全部解决,可能通过服药改善了心脏血管周围环境,改善了心肌供血情况,如果用中医理论解释,便是通过化痰通脉,调理气机,使气血达到通畅的状态。

心脏所居住的环境就是胸、上焦,如果将心脏比作君主,这个环境就是宫城。心脏功能的好坏,所处环境极为重要。具体来讲,就是要保持气血畅通,而气血畅通要以阳气为动力,此处即指胸中的阳气。胸阳如果受到影响就会出现心脉痹阻,中医称之为胸痹,痹就是痹阻不通的意思。要想解决这一问题,必须从根源入手,振奋胸阳。另外,还要考虑全身气机的升降,所以中医治疗冠心病这类疾病,不仅是针对血管狭窄,还要针对气血,尤其是气机,而气机的通畅无法离开脾胃。方中太子参、黄芪、枳实、白术、苏梗、茯苓、杏仁都是调理脾胃气机的药物。

上文已述,瓜蒌薤白半夏汤或瓜蒌薤白白酒汤主要是针对胸阳不振、痰湿阻滞心脉的胸闷、胸痛,这类患者多属于痰湿体质,如形体偏胖,大便黏滞,睡眠打鼾,面色发暗,遇寒加重,或者油脂分泌多;舌体胖,有齿痕,质紫暗,苔厚腻,脉滑或细滑。①如果患者有明显热象,就是湿热,如舌质红、苔黄腻、心前区经常烦闷,需加入清利湿热药物,如黄连、栀子;②如果心前区刺痛,与情绪有关,或者疼痛时间长,就要加丹参、檀香、砂仁,这三味药又组成丹参饮,可治疗心腹疼痛,属于瘀血阻滞的证型,它虽然不是经方,但是很有效。丹参是活血药,檀香的功效在理气,所谓气行则血行,砂仁和胃,照顾中焦,临床上这个方剂经常和瓜蒌薤白半夏汤一起应用。所以,中医对冠心病治疗是讲究辨证的,并非固定一个方剂不变。另外,如瓜蒌薤白半夏汤、丹参饮等,主要针对胸闷、胸痛这些症状,除了冠心病心绞痛,胃部的疾病也适用。只要是胸中气机不畅引起的胸闷、胸痛都可以应用,西医的病名仅作为参考,这便是中医的辨证思维。如果用西医的诊断去套搬中医的方剂,则很难有明显效果。

我曾经认识一位早年的西医内科医生。我大学刚毕业时,他已经退休。这位老先生原来是一位国民党军医,虽然是西医,但喜欢开中药。他有一个自己记的小本子,里面记了许多处方,而且都标明西医的病名,像小柴胡汤治疗胆囊炎、小青龙汤治疗气管炎、丹参饮治疗心绞痛等。每次看病时都要查一下小本子,开药都不会超过5剂。而且,所开方剂从不进行加减变化,如果有效,还照方服药,无效则停药,这样他的有效率并不高。某次一位胃炎疼痛的患者,疼痛部位包括胃脘部、胸部,伴有后背痛,老先生给他开了小本子上治疗胃炎的方剂,效果不好,他表示束手无策,如果坚持服用中药就去找别的医生吧。后患者找我就诊,我根据他的证候,胸痛彻背,而且形体胖,大便不畅,诊断为典型的痰湿偏盛,便以瓜蒌薤白半夏汤治疗,且瓜蒌仁用到30g,加枳实15g以通便。患者服用5剂后,症状明显缓解。

二、百合病与抑郁证

《金匮要略》中的方剂以病和证候为纲进行论述,每个疾病或证候都有专门的方剂,百合病便是其中之一。因为这种病治疗的方剂以百合为主要药物,于是将其命名为百合病。那么,百合病究竟是一种什么病呢?在《金匮要略》"百合病"这一条文中,这样论述:"百合病者,百脉一宗,悉致其病,意欲食复不能食,常默默,欲卧不能卧,欲行不能行,饮食或有美时,或有不闻香臭时,如寒无寒,如热无热,口苦,小便赤,得药则剧吐利,像如神灵所做,身形如和,其脉微数——百合知母汤主治。"意思是饮食、睡眠、走路都无法正常进行,日常生活受到很大影响,有一种不可名状的烦恼,好像有神灵控制。

这是心神出了问题。中医理论最重要的特点就是形神合一,人体疾病,除了形体损伤,还有神志病变,现代医学所说心理疾病,两者相互影响,一个临床医生,如果忽略精神因素,是不能很好解决临床问题的。中医理论认为,心主神志,是五脏六腑之大主,也就是俗话说的主心骨,心神如果被扰动,就会出现许多不能自主的症状;同时形体上并无其他系统具体的损伤表现,因为"身形如和",也就是说,这个患者和健康人外表看起来并无区别。针对这种情况,张仲景给出一个方剂:百合知母汤。百合养阴,主要是养心阴和肺阴,知母也是滋阴清热的药物,可辅助百合养阴清热,还能够解除心烦。我们知道,心肺都居于上焦,心肺阴虚,虚火扰心,就会出现心神不安的现象,就像现代医学所说的心理疾病焦虑、抑郁等。临床上有很多这种病例,阴血亏虚是一个重要的病机,比如说一些人长期从事脑力劳动,夜间无法很好地休息,或者妇女绝经期前后,都容易出现。如果符合上述表现,就可以用百合知母汤进行治疗。

上文已述,心肺居于上焦,尤其是心,必须有一个稳定的环境,中医说的心,有两个功能,一是主循环,另一是主神志。

尤其主神志功能,非常容易受周围环境影响。

比如过寒,则气血凝滞,出现胸闷胸痛,也就是胸痹;过热,则会扰动心神,出现心烦或心神不安。

应用百合知母汤需注意:不是所有的焦虑和抑郁都适合,只有心肺阴虚的类型才行,症见口苦、口舌干燥、舌红、尤其是舌尖红、小便黄、大便干、脉偏快,这是阴虚有热,热扰心神。一般来讲,属于心烦的,大多有热。观察"烦"字,"火"字旁,加一个"页",繁体字就是一个人行走,本意就是人上火了。如果是其他类型,效果则不一定良好。因此,在临床上,许多抑郁症表现多种多样,治疗方法也相应的多种多样。例如,小柴胡汤可以治疗抑郁,但小柴胡汤证的抑郁表现主要是肝气郁结,脾胃功能差,和百合病并不相同。

有一名企业高管带母亲就诊,诉母亲最近一年心神不安,整日无精神,任何事情都不想干,连走路都不想走,睡眠差,食欲不振,有的中医用小柴胡汤无效。西医诊断抑郁伴有失眠,服用一段时间西药感觉不适,后来自主停药。我问起病原因,患者儿子说自从多年前一次感冒发热,肺部感染,经过长时间抗生素治疗后,感染控制住了,但从那时就开始失眠,食欲不振,体重下降,而且心情越来越差,烦躁,有时不自主落泪,总担心自己得了不治之症。我看患者面色浮红(红褐色外露),形体瘦弱,舌质红,苔少,脉沉细数,加上平常口苦,干渴,尤其是嗓子干,夜间为主,大便干,小便黄。我判断这属于心阴虚,应该养心阴。患者儿子问:"什么原因造成的?"我告诉他:"这种病很复杂,现代医学认为是神经递质出了问题。中医讲,是多年来劳心过度,心血、心阴耗伤过多,加上热病伤阴造成的,你母亲年轻时一定很操心。"他说:"对,我母亲抚养三个孩子,我是老大,当时家里生活很困难,母亲想尽一切办法供我们上大学,现在条件好了,母亲却不开心了。"刚说到这里,他母亲就眼泪下来了,跟我说:"年轻时,供孩子们上学,节衣缩食,但总是怀着希望,盼孩子们有出息,现在孩子们都成家立业了,我身体一年不如一年,就担心拖累孩子们,感觉活着没意思。"我很感叹:"这是多么伟大的母爱,都这么大年岁了,还在为孩子们着想。"我对那位母亲说:"现在该享清福了,只有你开心,他们才能生活好。"我给她开的处方是:百合30 g,炒枣仁30 g,夜交藤30 g,知母9 g,茯神15 g,太子参15 g,麦冬12 g,石莲子15 g,灯心草2 g,炙甘草6 g。茶饮方:百合、小麦、甘草、大枣、麦冬、生麦芽各6 g,煮水喝当茶饮。她一听又要服药,又要喝药茶,就说多年来我服用好多药,对苦药几乎无法接受了,我告诉她,我开的药不苦,你喝一下就知道了。另外又嘱她每天晚上用丹参、夜交藤各30 g泡脚(每天喝药、喝茶、泡脚,生活很充实)。这样过了两周,患者复诊。我问她感觉怎么样?她面无表情地说,不怎么样,仍然每天服用安定。她女儿忙说:"医生别听她自己说,我们感觉有效。第一,这两周没有哭;第二,饭比过去吃得多,而且有自己喜欢吃的食物了。大便一天一次,不干燥了。"我说:"这就行,这病积累这么多年,又是伤了心神,心是五脏六腑之大主,现在五脏功能都紊乱了,要想从根本上扭转还需一段时间,必须有耐心,要看到希望,安定不能骤然停,要循序渐进。"她问:"需要调理多长时间?"我说:"少则三个月,多则半年到一年,甚至时间会更长。"半年过后,患者安定基本停掉,体重增加6斤,每晚睡眠五六个小时以上,仍在间断调理。

我所开的处方就是百合知母汤、酸枣仁汤、清心莲子饮加减,是几个经方的组合变化,可以说来源于经方,又不完全同于经方。我们在开始学中医时,见到患者,总是习惯于某一个成方,希望患者的症状与书中所描述的完全一致,这样治病就简单了。事实上,多年的临床经验告诉我,这种情况很少见。患者的症状千奇百怪,千变万化,古代与现代不一样,张三与李四不一样,人体如此复杂,怎么可能完全一致呢?但总有规律可循,因而要先抓主症,或者说抓主要矛盾,这是立法处方的依据。上述患者属于心阴不足,当然要以百合知母汤为主方,那么,其他次要症状就不管了吗,要想提高疗效,当然要管。该患者夜间盗汗失眠,心烦不安,遂加酸枣仁养肝血、敛汗,治疗盗汗;加麦冬、石莲子养心阴。石莲子有清心作用,再加黄连清心火,这样主要还是治疗心肺阴虚,但又配合了这些辅助的办法,效果就会得到增加。中医诊病就是如此,抓住主症固然重要,次要症也不可忽视,从道理上讲,对患者表现的证候掌握越全面,辨证准确率越高,开出的方剂效果越好。

茶饮方中加了甘麦大枣汤,这也是张仲景的方剂,《金匮要略》曰:"妇人藏燥,喜悲伤欲哭,甘麦大枣汤主之。"现在研究,甜味食品有时对抑郁失眠有帮助。当然,心阴虚和脾气虚的情况较为适合。其中的小麦,主要以江淮地区的小麦为佳,有的药方没有淮小麦,就用浮小麦代替,这是不对的,浮小麦是小麦种子尚未长成熟的,放在水中能够漂浮在上,所以称为浮小麦,主要功效是止汗,所以,如果实在没有淮小麦,有北方的小麦代替也行。

由此可见,中医治疗抑郁失眠没有固定的方剂,关键在于辨证。许多治疗失眠的中成药都含有枣仁、夜交藤等有一定安神作用的药物,但是有人服用后有效,有人服用后无效,便是这个道理。

三、大黄䗪虫丸

干血,就是死血,而且积聚日久,甚则形成肿块,《金匮要略》中大黄䗪虫丸是治疗瘀血积聚的主方。原文是:"五劳虚极羸瘦,腹满不能饮食,食伤、忧伤、饮伤、房室伤、饥伤、劳伤、经络营卫气伤,内有干血,肌肤甲错,两目黯黑。缓中补虚,大黄䗪虫丸主之。"其中所说的干血就是瘀血在体内瘀积日久,阻滞经脉,又进一步影响了脏腑肌表的濡养,属于虚实夹杂的病证。所谓瘀血不去,新血不生,甚则出血不止。临床上许多肝硬化和恶性肿瘤的患者,大多表现为皮肤发暗、粗糙,又叫肌肤甲错,便是由于瘀血停留日久,肌肤得不到营养而造成的。有些患者一进诊室,从面色上看就有瘀血积聚的现象,这就是中医的望诊。治疗该病的主方大黄䗪虫丸采用许多具有强烈活血或破血作用的虫类药物,䗪虫即土鳖虫,属于中药里的破血药物。中药里的活血药分养血活血、活血化瘀、破血化瘀,虫类药大都属于破血化瘀类,作用很峻猛。大黄䗪虫丸攻势强猛,但同时也配伍了甘草、蜂蜜等扶正的药物;尤其是将该方加蜂蜜制成丸药,所谓峻药缓攻,祛邪不伤正。此外,作为现代治疗瘀血肿块的常用方剂,还有鳖甲煎丸,本是治疗疟疾当中"疟母"的主方,相当于现代医学医学中的肝脾肿大。临床上我常将两个方剂配合加减,尤其对于肝硬化、脂肪肝甚至肝脏肿瘤都有一定的疗效。

十年前,有一位饭店的老板来就诊,自诉西医检查发现转氨酶偏高,体重由180多斤降到150斤,肝门静脉增宽,脾大,诊断为酒精性肝损伤、肝硬化。我说,这种病中医虽然能治,但治疗要坚持,是一项长期工程:首先要戒酒,其次生活饮食要规律,然后再加上服药调理。他表示没问题,肯定按我说的做。于是我给他开了中药处方:用大黄䗪虫丸、柴胡、鳖甲加一些健脾和胃药,过了一个月,患者转氨酶下降,精神也有明显好转,兴高采烈地说:"还真有效果!"又过了两个月,超声复查,肝脏情况也有好转。我说,既然有效,就要坚持。他表示他实在接受不了中药了,我建议单服中成药大黄䗪虫丸,再加健脾丸,他说行。又过了三个月,他表示都服药这么长时间了,想停药。我说,你的病刚有起色,停药恐怕不行。后来他自认为病情好转,就把药停掉了,还重新喝酒，又恢复到原来的生活方式。过了一年，他又来找我，这次精神很差，说："当时没听你的话，现在有腹水了，医院说要输蛋白。"我建议西医的治疗别停，加上中药调理。后来因为他住院，可能服用中药不方便，一直未联系。如果当初他能坚持改变不良生活习惯，加上中药调理，他现在的身体应该会好很多。

中医治疗肿瘤的思路：①始终注意扶持正气，重点是顾护脾胃，养正即能除积；②要辨证，分清脏腑寒热虚实，因人而异；③要有长期治疗思想准备。

四、黄芪桂枝五物汤

黄芪桂枝五物汤是治疗血痹的主要方剂。所谓血痹，其实就是气血不足，外受风寒，脉络闭阻，脏腑肌表气血失养而导致的体表肌肤麻木等一系列证候。该方实际上是桂枝汤发展而来的，在桂枝汤基础上加入黄芪，增加生姜用量，其目的是在调和营卫的基础上增加补气、温通的力量。中医理论中，气为血帅，血为气母，因此在临床上治疗血虚一类病症中不可忽视补气药的作用。所谓"有形之血不能速生，无形之气所当急固"。清朝著名医学家《医宗金鉴》的作者吴谦创立了一个著名的补血方剂——当归补血汤。方中仅有两位药：黄芪和当归，而且把补气药黄芪作为君药使用。

我曾有一位患者，是一个部门领导，形体肥胖，血压、血脂都高，医生建议他加强锻炼。于是他就坚持每天打乒乓球，出一身汗，坚持了两个多月，体重减轻五六斤，非常高兴。突然有一天，出现左上肢麻木，以为是中风，做了磁共振检查，未发现异常，西医诊断为周围神经性压迫，服用B族维生素无效，于是转为寻求中医治疗。我根据发病情况，诊断为血虚受风，也就是血痹，以黄芪桂枝五物汤治疗。患者服药两周症状得到减轻，后来又加了一些全蝎、蜈蚣。全蝎、蜈蚣属于虫类药,有很好的祛风通络作用,患者服药一个月后症状消失。

我们都知道,中国人产后容易得一种病,表现为畏寒、多汗、关节疼痛,即便是到了炎热夏季,患者都穿很厚的衣服,不敢吹空调,老百姓称为产后风,我恩师路志正教授将其命名为产后痹。原因是产后血虚,又感受风寒,导致经脉痹阻,治疗的主方就是黄芪桂枝五物汤。

有一位女患者,职业是法医,工作上很优秀。但是产后就患了这种病,关节不敢着水,浑身怕冷,夏天要穿厚衣服,戴帽子上班,自己感觉很自卑,后来干脆就离职了,非常苦恼,服用许多药物数年不见效果。我为她诊病时正值夏天,门诊有空调,她就躲到一边,不敢吹风,后来把空调关了,她才坐下。可刚一坐下,就又感觉有风吹的感觉。我说空调关了,没有风了啊。她说还是觉得有风,我仔细查看,发现有一扇窗户没关好,可见她对风有多敏感。我询问了病史,是产后一个月出现的,诊断为血虚受风,以黄芪桂枝五物汤加制附子治疗。

她表示服药后稍有缓解,但仍然怕冷;并且出现了口疮,眼睛发红。观其症状,发现舌质暗红,苔薄黄,脉很细,但又带有弦滑偏数,我判断虽然是血虚,但她体内还夹杂有热,而且是郁热,所以服药后有"上火"表现。为何出现郁热?详细询问病史后得知,产后不到二十天,和家人生了一场气,后来斗气外出,感受风寒,因而有肝郁在先,后感受风寒,应该同时发散,于是我在黄芪桂枝五物汤的基础上加了逍遥丸。她说:"逍遥丸我吃过,西医说我是抑郁,有一位中医就让我吃逍遥丸,根本没效果。"我说,前面有别的药补血调营卫,逍遥丸是配合,两者单独无法奏效。这次服药后,她感觉身体舒适很多,精神转佳,出汗减少,但仍怕风。我让她把帽子摘掉,多余的衣服减掉。她说不敢。我说,这要求你配合,否则把郁热都积在里面,病不容易好,而且这需要勇气和毅力,你要当成任务一样完成,否则病没法治。过了两周,她来复诊,这次没戴帽子,衣服也减了,但还是不敢吹空调。我说别着急,等到气血恢复,营卫调和,自然就不怕风了。过了三个月,

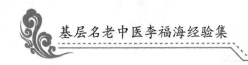

她打电话说已经上班了，而且能够坐车开空调。由此可见，中医诊病必须详细寻找病因，所谓"伏其所主，先其所因"。

五、旋覆代赭汤

许多人都有打饱嗝的经历，中医称为嗳气。这种轻微的嗳气并不会对人体有太大的影响，但是如果频繁地嗳气，就会影响人体的生活质量。《金匮要略》中有一篇是专门论述嗳气的，"心下痞硬，嗳气不除，旋覆代赭汤主治。"从这一条文来看，所论述的嗳气应该是一种病态，因为同时伴有心下痞硬——就是胃部发堵，发硬；而且嗳气的频率高、时间久，这就是疾病了。这种情况常见于现代医学所说的一些慢性胃炎、功能紊乱等，可用旋覆代赭汤治疗，药用旋覆花、代赭石、半夏、人参、生姜。旋覆代赭汤以旋覆花命名，说明旋覆花是主药，或叫君药，功效是降气化痰。嗳气就是胃气上逆，用旋覆花降逆，所谓诸花皆升，覆花独降。代赭石是一种矿物质，有降逆作用。半夏和胃降逆，而人参、生姜则说明嗳气属于虚寒性质。因此，旋覆代赭汤主要治疗脾胃虚寒引起的嗳气。其他原因的嗳气，如有湿热，患者表现为口苦、舌黄、脉滑数，当以此方加黄连、茵陈等苦寒燥湿药物。

多年前，有一位社区主任，患慢性胃炎，经常胃胀，起初吃吗丁啉还有效，后来便无效了，且大便不顺畅，自服三黄片，服用 6 片后出现腹泻，于是停药。腹泻自然止住了，但是出现嗳气现象，每天打嗝不断，她自己形容为"嗝声嘹亮"。我辨证后开了旋覆代赭汤，该患者服用一周后复诊，说没有效果，反而大便溏薄。我很奇怪，辨证不错，为何无效？于是冥思苦想，突然想到，旋覆代赭汤以旋覆花为主药，虽然是花，但是张仲景用量却大于代赭石，我们都知道，代赭石是矿物质，一般规律，矿物质用量都大，像石膏、磁石都用到 30 g，而在这个方剂中，代赭石用量却小于旋覆花，于是我将药物用量进行了调整，旋覆花

15 g,代赭石 10 g。患者看后和我说,你这处方没变,还是这几味药,没效。我说药量变了,再试一试。果然,一周后患者复诊,高兴地说,这次效果明显,几乎没有打嗝,看来中医说"不传之秘在药量"确实有道理。

六、半夏厚朴汤和麦门冬汤

"妇人咽中如有炙脔,半夏厚朴汤主治"。这一描述首先指的是妇女,第二是咽中有异物感,相当于现代医学所说的慢性咽炎。但是,慢性咽炎不一定都是梅核气,有些慢性咽炎表现为咽喉干、刺激性干咳等,用半夏厚朴汤就不合适。

有一个山西临汾患者,经常感觉咽喉有痰,但是吐不能吐,咽无法咽,还经常胃部堵胀。服用了一些治疗咽炎的药,如麦冬、胖大海、玉蝴蝶,没有明显效果,反而觉得胃更加难受。既往胃镜检查结果显示:慢性胃炎、胃下垂。我看了他的舌苔、脉象,通过辨证后对患者说:"你这是梅核气,跟你胃病有关系,起病的病因都是情志不好导致的气机紊乱,或者是痰气交阻。"她说:"我不明白咽和胃怎么是一回事?"我问她:"你生气的时候是不是咽喉和胃都难受?"她想了一下说,还真是。这两个症状经常一起出现,而且大部分和情绪有关。肝气不舒畅,气机紊乱,一方面造成脾胃气机升降失调,如胃胀堵;另一方面造成脾胃功能失常,水液代谢紊乱,痰湿内生,日久聚集在咽喉部位,就出现了梅核气。我开的处方是半夏厚朴汤,还加入了调理脾胃的半夏泻心汤。一周后患者来复诊,表示服药第二天就感觉咽中的痰消失了,而且胃胀也有所好转。以前服药有时也有效,但是没有这样快,也从来没有感觉胃部这样舒适过。

慢性咽炎有时表现为咽喉干燥,甚至刺激性干咳,这时用半夏厚朴汤就不行了。记得二十多年前,有一位中学的化学教师,工作上表现十分优秀。当时教学还是用粉笔书写,时间久了,好多老师就出现咽喉干燥,刺激性咳嗽。这位老师已经快 50 岁,执教近 30 年,有时上课时就感觉咽喉很难受,经常干咳,去医院检查,诊断为慢性咽喉炎。当时有一位西学中的耳鼻喉科医生,一看是咽炎,就给他开了半夏厚朴汤加味,结果他服药一周,病情越来越严重,于是后来就停药了。自己咽干了就喝水,而喝水多了胃部便出现不适。有一次,他因为感冒咳嗽来我处就诊,说起自己的咽炎,我说:"你这是阴虚咳嗽,用中药试一试吧。"他说:"我吃过中药,没有效果。"我跟他讲,中医讲辨证,以前吃中药没效果,不代表中医不能治,就是我给你开的药如果没效果,也是说明辨证不准确。于是我给他开了 3 剂麦门冬汤加减,开方时麦冬、半夏都开了 12 g,党参也用了 12 g。服药 3 剂以后,他打电话说症状稍微减轻但不明显,是否还继续服药。我当时感觉很奇怪,后来突然想起,老师在讲麦门冬汤时说过,麦冬用量要大,我又翻开《金匮要略》,原文麦冬用七两,半夏用一两,大量的麦冬配少量半夏,麦冬不会滋腻,半夏也不会干燥;又加上人参、甘草、大枣健脾胃,就是所谓"培土生金"。于是,把原方剂量进行了调整,麦冬改成 30 g,半夏改成 6 g,其他不变。患者这次服药 5 剂,感觉很舒适,又调理了 20 天,症状基本消失。我又告诉他,把汤药停掉,用麦冬 6 g,胖大海 6 g,绿萼梅 3 g,甘草 3 g,代茶饮。绿萼梅,白梅花的花蕾,梅花,岁寒三友之一,有行气化痰作用,而且不伤阴。

七、麻子仁丸

便秘,是现代人生活中常见的一种证候。便秘的原因多种多样:虚寒、实热、血虚、阴虚、气虚、湿热、气滞等。在《伤寒论》中,治疗实证便秘的方剂最常见的是承气汤,主治阳明实热的大便不通,通过通便达到泄热的目的,所谓釜底抽薪。许多发热伴有大便不通的患者都用这一方剂。还有感受寒邪的冷积便秘,用大黄加附子治疗。临床上,尤其是内科门诊,经常遇到的便秘不一定都是上述情况。如麻子仁丸,就是由于热病损伤脾阴,脾不能够运输津液,导致肠道干燥而大便不通,用麻子仁、大黄等。麻子仁属于种子类药,含油脂多,有润肠作用,类似的药有郁李仁、杏仁、桃仁、瓜蒌仁等。如果患者表现明显的阴虚,肠道干燥,舌红少苔,就要用增液汤:玄参、麦冬、生地,所谓增水行舟。除此之外,如果是脾胃功能障碍,运化不足,大便不畅,可以用枳术丸,就两味药,枳实、白术,一般用生白术。

有一位 4 岁儿童患者,大便干结,三天一次,形体消瘦,毛发稀疏,睡眠差,盗汗,西医诊断为缺钙,但是吃了钙片后并无明显效果,反而食欲下降。我判断这是疳积症,内有食积造成的营养不良,但是这么小的孩子无法服中药,我告诉患儿母亲,将枳实白术鸡内金山药四味药,磨成面,加少量面粉,和成小丸,每次吃五丸,一天两次,坚持一个月。一个月后,家长告诉我,现在大便不干,食欲好转,又过了三个月,盗汗也消失,体重增加 3 斤。

对于便秘的治疗,中医强调辨证,有一部分患者,便秘要从肺考虑,因为肺与大肠相表里,肺气不降,也影响肠道运转。相传宋朝宰相蔡京患便秘,自己又惧怕大黄等泻下药,遍找名医,一筹莫展。后来有一位名不见经传的医官自告奋勇,看了蔡京的病后说,给我 10 文钱就够了。别人不清楚什么意思。他去药店买了三钱紫菀,研末,让蔡京喝了,果然大便通了。原来蔡京患气管炎,肺气不利,用紫菀宣肺气,而肺与大肠相表里,肺气一通,大便自然就通了,众人皆服。所以临床上,如有便秘患者同时具有肺失宣降者,往往加入紫菀、杏仁、瓜蒌等药物。

有一位信息部老干部,原来是腹泻,用补脾收敛类的中药治疗一段时间后,腹泻倒是止住了,但是又出现了便秘。到附近的中医诊所开了通便的药,内含大黄,服药时大便不成形,停药就便秘,而且服用含大黄的中药后,腹痛,全身没劲,食欲差。后来我看他的舌体胖,有齿痕,苔白腻,跟他说:"你这还是脾虚,应该健脾。"他问:"前一段时间因为腹泻健脾,怎么现在便秘了还健脾?"我给他讲:"脾胃是人体气机升降的枢纽,这个枢纽坏了,清阳不生,浊阴不降,清阳不升,就会头晕乏力,大便溏泄;浊阴不降,就会脘腹胀满,大便不通。你现在就属于脾虚导致的便秘,所谓浊阴不降,还应该以健脾为治疗大法,只是方剂要变化。"于是应用补中益气汤加枳术丸,又加紫菀 15 g,杏仁 9 g。患者服药一周,大便就通畅了。

八、小半夏汤与大黄甘草汤

呕吐,是胃肠疾病常见的一个证候,几乎每个人一生中都发生过呕吐。不管何种原因,都属于胃气上逆,小半夏汤就是一个治疗呕吐常用的方剂。《金匮要略》原文:"诸呕吐,谷不得下,小半夏汤主之。"小半夏汤就两味药物,半夏和生姜,说明张仲景发现这两味药治疗呕吐有特效。在张仲景其他的方剂中也经常见到这两味药,如小柴胡汤,所以小柴胡汤也能治疗呕吐。

呕吐的原因有很多,虚寒、实热皆可引起。虚寒性的呕吐,除了用半夏还要用人参,因为人参是补脾的药材。实热型的呕吐当然要清胃热,在《金匮要略》中治疗胃热呕吐的代表方是大黄甘草汤。大黄清泻胃热,甘草缓和药性,有时单用这两味药就有效,当然加入半夏或生姜也可以。

半夏,五月生,所以叫半夏,原来张仲景用的都是生半夏,后来因为生半夏有毒,经过炮制,如法半夏、姜半夏、竹半夏。生姜与干姜,干姜不是生姜晒干后形成的。把生姜种在地下,来年长出的嫩芽就是生姜,母体就是干姜,或叫老姜。生姜具有很好的发散作用,姜糖水治疗感冒,还能够和胃温中止呕,尤其是配合半夏。而干姜有温阳作用,尤其是温脾阳,温肾阳,经常和附子、肉桂一起用,炮制成炭,能够止血。

有一个高中生经常呕吐,开始没当回事。后来因为迎接高考,学习任务越来越重,呕吐症状越来越严重,每天都吐,饭后即吐。不到一个月工夫,体重下降 10 斤。白天没精神,学习成绩直线下滑。家长很着急,带去当地医院做胃镜,诊断结果显示慢性胃炎,建议服用吗丁啉,但是服药无明显效果。家长托一个朋友找到我,询问是否有好的治疗办法。我听说患者的症状:饭后即吐,刚好《金匮要略》中有"食入即吐者,大黄甘草汤主之",这符合胃热呕吐的特点。又问了大便情况,已经三天未大便。舌苔很少,舌质红,这是长时间呕吐伤阴的结果。遂开处方:大黄 10 g,甘草 9 g,太子参 15 g,半夏 9 g,沙参 15 g,藿苏梗各 12 g,生姜两片。我告诉家属,这个方剂量很小,而且不一定要求全部喝完(因为进食即吐,怕他连药液吐掉),能喝多少算多少。孩子父亲半信半疑,连饭都留不住,还能喝药吗?我说试一试吧。第二天,她父亲就打电话说,孩子不吐了,大便也通畅了。我嘱咐他说让孩子接着喝。第三天,又没吐。她父亲问接下来怎么办?我让孩子继续服用三天。过了三天打来电话说,这几天都没吐,饭量也有所增加,这回我说可以停药。他父亲问说,停药行吗?我跟他讲,既然这么长时间不吐,说明胃功能恢复了,于是停了药,一直到现在都很好。

九、白头翁汤与桃花汤

白头翁汤是治疗痢疾的方剂。中医把痢疾叫作下利,白头翁汤治疗的下利是湿热利,即现代医学所讲的痢疾。现在人们饮食卫生各方面都很注意,痢疾这种病比较少了。但这种病在过去很多,尤其是夏秋季,痢疾杆菌很活跃,如果不注意卫生很容易感染,主要表现是腹痛,里急后重,一天便几十次,大便带脓血。中医理论认为,这是湿热阻滞肠道,气机不顺,所以出现上述症状。治疗要清利湿热,甚至解毒。白头翁就是一位清利湿热解毒的药物,在方中作君药,用量要大,一般 30 g;此外,黄连、黄柏、秦皮都是清利湿热的药物。中医清利湿热的药有很多,代表的药有三黄:黄芩、黄连、黄柏。但是它们的作用是有区别的,黄芩主要清肺热,黄连清心胃热,黄柏清下焦热。黄连治利又厚肠胃,黄连素与黄连不能完全等同。黄连素是黄连里面的部分成分提取,有很好的治疗肠炎、痢疾作用,已经成了西药。而黄连本身有许多功效,除了治疗腹泻、痢疾,还有清心火除烦、燥湿、解毒等作用,这是黄连素所不具备的。实际上,肠道湿热,主要是中下焦,所以张仲景用黄连、黄柏。白头翁汤也成为后来人们治疗痢疾的主要方剂。

既然有湿热下利,当然也会有虚寒下利。寒主凝滞,也可以阻滞气机,造成大便不畅,腹痛下利。如果脾阳虚,不能统血,还会出现便血。张仲景对虚寒下利也制订了一个方剂——桃花汤。桃花汤从方名说似乎跟桃花有关。有一次,基层中医考试的一个面试,老师问桃花汤有什么药物组成?学生不知道这个方剂,顾名思义,脱口而出"桃仁、红花",结果答错了。桃花汤组成"赤石脂、干姜、粳米",因为赤石脂是矿物质,煎煮后变成红色,好像桃花的颜色,所以命名为桃花汤,里面没有桃仁、红花。桃花汤的君药是赤石脂,温中涩肠止利,加干姜,增强温中作用,粳米护胃,主要治疗虚寒性质的下利、腹痛、大便带有脓血。现代医学慢性溃疡结肠炎等属于这类,这种病现在也很常见。

有一位小公司会计,40 余岁,患溃疡性结肠炎多年,每天大便 6～7 次,带有脓血,早晨 5 点左右就起床大便,每次吃饭不注意时(进凉食或遇冷)都会诱发,先腹痛,然后想排便,大便溏稀,带脓血,而且不痛快,黏滞,大便后腹痛缓解,如此每天多次,非常痛苦。西医予以柳氮磺胺吡啶,患者服用半年,症状稍有好转,但是出现过敏,肝脏转氨酶增高,于是不得已停药。我根据患者症状辨证为虚寒下利,方用桃花汤加香连丸、乌梅丸。患者服用一个月脓血就止住了,大便次数明显减少,腹痛也消失了。只是仍然不敢吃油腻,大便不成形。于是,我又增加了祛湿的药物,苍术、茯苓、荷叶,患者服药后大便逐渐成形。

十、消渴,金匮肾气丸

曾有位男性患者,口渴,喜冷饮,饮不解渴,颜面浮红,腰痛,小便多,大便干。据他自述,母亲40多岁生的他,出生后身体较虚弱,属于先天禀赋不足,肾虚,肾主水,肾气不足,水液代谢紊乱,于是口渴小便多。应该从肾论治。正如《金匮要略》所说:"男子消渴,小便反多,以饮一斗,小便一斗,肾气丸主之。"于是给他开了金匮肾气丸加巴戟天,去附子。用了一个月,患者口渴明显减轻,每天喝水量减少一半,小便亦减少,大便不再干燥。

这个病例,主要症状是口渴,但这种口渴不是阴虚,也就是说,不是真正的缺水,而是水液代谢受阻。具体来说,就是肾脏无法很好地发挥气化作用,水津无法上承到上焦,所以口渴,这时即使喝再多的水都无法解决问题。因此,当务之急是要恢复肾的气化作用,而肾的气化功能是靠肾阳来实现的,于是就要用到肉桂、附子这两味温补肾阳的药。考虑患者大便干燥,把附子换成巴戟天,既能温阳,又能通便。众所周知,肾对人体来讲是一个很特殊的系统,是先天之本,内藏元阴元阳,是整个人体阴阳之根。中医讲阴阳的关系是一种互根的关系,谁也离不开谁,就好比一个家庭中的夫妻,离开任何一方就不成为夫妻,因此,在补阳时,要阴中求阳,在补阴时,要阳中求阴。

明朝著名的医学大家张景岳,曾经说:"善补阳者,必于阴中求阳,阳得阴助则生化无穷;善补阴者,必于阳中求阴,则阴得阳生则泉源不竭。"肾气丸就是这样一个阴中求阳的方剂,在六味丸的基础上加入肉桂、附子,起到扶助肾气的作用。在这个方剂中,一定要注意肉桂、附子的用量都小于滋阴的生地、山萸肉和山药,所谓少火生气。就好比说,人体内需要一个恒定的阳气,阳气不能太旺,否则就会引火烧身,出现上火、伤阴的现象，这时就叫壮火，壮火是病理性的，对人体有害。按照肾气丸中附子、肉桂的配比，一般不会出现上火。

张仲景在《金匮要略》中用金匮肾气丸治疗许多病证，口渴欲饮、小便多，这是一种情况，相当于现代医学所说的尿崩症、肾病综合征、糖尿病等，还有一种典型的情况可以用金匮肾气丸，就是虚劳腰痛、少腹拘急、小便不利。首先是虚劳，在这里也就是指肾气虚证，腰为肾之府，肾虚当然就会腰痛。有许多腰肌劳损的患者，我说他们是肾虚，有些人不理解，说我肾没问题，我就告诉他们，你肾脏形体没问题，但是功能有问题，治疗需要补肾。少腹拘急，小便不利，有时还有尿中断，这在男性相当于前列腺炎、前列腺增生，女性相当于尿道口综合征、神经性尿频等，这种情况也可以用肾气丸治疗。肾是一个管理水的器官，既能将水液气化到全身，也负责将无用的尿液排出，它的功能出问题当然会影响排尿，这种排尿障碍不单纯指尿量减少，还包括排尿不通畅，也就是说，现代医学所说的肾、输尿管、膀胱、尿道出了问题都可从肾论治，这就是中医所说的异病同治。

春节前，有一位河北退休女教师，高血压病多年，最近两年血压忽高忽低，极为不平稳。服用的西药都是很高档的降压药，但效果不理想，既往也服过中药降压，如天麻、钩藤、牛黄等，也无明显效果。我感觉奇怪，遂详细询问病史。患者自诉最近两年出现了一个情况，经常想小便，有时几分钟一次，夜间要近十次，每次都没多少，白天有时还尿裤子，这么大岁数了，为这事很难为情，西医检查、化验也没有炎症，就是经常腰痛，怕冷。我忽然明白，这是肾阳虚，于是给她开了金匮肾气丸加减，她一看用了肉桂、附子，惊慌失措说，我血压这么高，有的人说不能服热性药，我说中医讲辨证，你现在肾阳虚，不服热性药怎么能把肾阳补上？我跟她说，你放心，这药整体调理，能降压。这样一说，她放心了。调整一个月后，她的血压平稳回落，而且高兴地对我说，不但血压降了，而且小便也不再频繁，夜尿一到两次，真是非常感谢。

中医治水一般从肺脾肾,从脾治水前文讲过苓桂术甘汤。此外,还有从肺治水的葶苈大枣泻肺汤,主治水饮聚集在胸肺的病证。《金匮要略》说:"喘息不得卧,葶苈大枣泻肺汤主之。"何种疾病会使水饮聚集在胸肺呢?如现在医学所说的心脏衰竭、各种胸腔积液、急慢性肺炎、支气管炎等。

有一位肺心病女性患者,浮肿,呼吸困难,西医检查有胸腔积液,用利尿剂效不理想。他儿子很有钱,见到母亲这样难受,就给买了人参、冬虫夏草等补药,认为这是气虚,多吃肯定会有帮助。结果服用两周,母亲症状更加严重,而且无法饮食,于是到我处就诊。我说虽然老人气虚,但当务之急是水液代谢较差,要宣肺利水,不能光用补药。于是给她开了方药:黄芪 30 g,人参 15 g,茯苓 30 g,葶苈子 15 g,炒白术 15 g,益母草 30 g,大枣 3 个。患者服药 5 天,浮肿基本消退,气短缓解,晚上可平卧,又服药一周,病情进一步好转,去医院复查,胸水消失。

第三章　湿病理论

第一节　湿病理论的发展

一、概述

中医湿病泛指因"湿"而引起的病证。早在两千多年以前中国古人就已观察到"湿",认为其作为一种自然现象是长夏之主气,有滋润长养万物的作用。在人体新陈代谢中,水与湿密切相关。《素问·经脉别论》曰"饮入于胃,游溢精气,上输于脾,脾气散精,上归于肺,通调水道,下输膀胱,水精四布,五经并行",描述了水液代谢的过程,表明正常的水液代谢是由肺、脾、肾、膀胱、三焦的气化以及五脏之经络的输布共同完成,其中"脾气散精"是水液代谢的重要环节。

二、病因病机

1. **基本病因**　"岁土太过,雨湿流行"(《素问·气交变大论》)和"饮食血气之病,湿由内而生者也"(《景岳全书·湿证论》)的论述,提示湿邪致病不仅与气候潮湿、涉水淋雨、居处潮湿、汗出湿衣等外湿环境有关,而且与饮食失慎、脾失健运、水湿内停等内在因素相关,《素问·至真要大论》中的"诸湿肿满,皆属于脾"亦强调了脾在水湿代谢障碍中的重要作用。

2. 基本病机 《六因条辨·伤湿辨论》曰："夫湿乃重浊之邪,其伤人也最广。"路志正教授认为,湿病有表里之分,寒热之别,虚实之异。一般而言,以病因而分,六淫中湿邪致病者称外湿,多实证,病变亦有因实致虚者;因脏腑功能失调、水湿停聚而致病者称内湿,多虚证,病变亦有因虚致实者或虚实兼夹者;若湿与寒相合致病者称寒湿;湿与热相合犯人者称湿热,亦有寒热错杂者。

三、辨证要点

湿病的辨证特点主要根据湿邪本身的性质而定,表现为以下八个方面。

1. 发病隐匿 湿邪伤人,发病隐匿,无风寒之凛冽,无燥邪之枯涸,亦无火热之炎暄。正如《张氏医通》曰："人只知风寒之威严,不知暑湿之炎暄,感于冥冥之中也。"湿病其来也幽幽,起病轻缓,渐次深重,如水之润物无声,而无水之泽被之德。医者病家均易被其伤人无形而蒙蔽,能于病之初明察秋毫则尽显医者之功力也。

2. 湿胜阳微 叶香岩在其《温热论》中谈到："吾吴湿邪害人最广,如面色白者,须要顾其阳气,湿胜则阳微也。法应清凉,然到十分之六七,即不可过于寒凉,恐成功反弃,何以故也? 湿热一去,阳亦衰微也。"这里明确了湿为阴邪易伤阳气的本质。肿瘤晚期及应用放化疗等治疗后损伤脾胃,亦可出现脾肾阳虚的表现,运化水液功能障碍则引起体内水湿停滞之证,症见食欲不振、腹胀、腹泻、尿少、面黄、浮肿、舌淡苔润、脉濡缓等,治宜温肾健脾兼以利湿。

3. 阻遏气机 湿邪质阴有形,黏腻易阻滞脏腑经络气机运行,升降失调而清阳之气不能升散,浊阴之气难以下达。若湿邪困表郁于上焦,营卫失和,周身困重酸楚,清阳不升而头昏沉,肺气不宣而咳喘生;肺为华盖,肺受邪则郁闭,其气化不利、湿邪留滞,治宜先宣肺气;若湿邪阻滞于中焦,脾胃受病,脾不升清,胃不降浊,水湿内聚,气机升降之枢失灵,可见脘痞腹胀、时作呕恶。人体之气机升降,其权衡在于中气。若湿邪阻滞于下焦,膀胱气化失司,肾蒸腾无力,开阖失度,则小便不利,大便黏滞不爽。当以通利小便,使湿邪下行,从小便而解。湿气氤氲、弥漫,湿邪阻滞气机单纯郁于上、中、下三焦某一处者较少,多呈弥漫三焦之势,故治疗应以调畅中焦为核心又兼顾三焦。

4. **重浊晦滞** 《临证指南医案·湿》曰:"湿为重浊有质之邪。"这里是湿邪区别于其他的重要特点,体现了两大关键点,一为重,一为浊,重者无轻清之象,浊者显污秽垢腻。《素问·生气通天论》有相关症状记载:"因于湿,首如裹。"故而湿邪为患,症状"重"者多有头重如裹、昏昏欲睡、周身倦怠、四肢沉重等。"浊"者,常面色晦滞,垢秽不净,带下腥臭,大便黏滞不爽,小便短黄或混浊,舌苔垢腻,这些临床表现常作为诊断湿病的重要依据。

5. **易袭阴位** 《素问·太阴阳明论》云:"伤于湿者,下先受之。"湿性类水,水性趋下,故湿邪有趋下之特性。取象比类,湿邪致病则易伤及人体的下部,如水湿所致的浮肿多以下肢较为明显。湿邪下注,而见泻痢、脚气、足肿、淋浊、大便黏滞、下肢溃疡及妇女带下等。

6. **兼夹难测** 湿病之兼夹变幻莫测,吴鞠通《温病条辨》提到:"湿之入中焦,有寒湿,有湿热,有自表传来,有水谷内蕴,有内外相合,其中伤也,有伤脾阳,有伤脾阴,有伤胃阳,有伤胃阴,有两伤脾胃。伤脾胃之阳者十常八九,伤脾胃之阴者十居一二。"湿为诸邪之窠臼,以其黏滞之性,故湿邪为患,每兼夹它邪,湿病兼夹有风、寒、暑、热、气郁、痰饮、食滞等之不同,以及三焦各脏腑湿邪之弥漫。同时湿邪也易发生转化,可致热郁、血瘀、痰凝、痿痹等兼夹证,治疗应抓主证、顾兼证。总体湿与热合为湿热,与寒结成寒湿,此二者最为多见。

7. **病位广泛** 湿病之病位广泛,在王肯堂《证治准绳·杂病·伤湿》中有详细论述:"土兼四气,寒热温凉,升降沉浮,备在其中。脾胃者阴阳异位,更实更虚,更逆更从;是故阳盛则木胜,合为风湿;至阳盛则火胜,合为湿热;阴盛则金胜,合为燥湿;至阴盛则水胜,合为阴湿,为兼四气,故淫泆上、下、中、外,无处不到。"湿性弥漫,无处不到,故湿邪致病内而脏腑、上中下三焦,外而四肢百骸、肌肉筋脉均可侵犯,病位较广,涉及的脏腑组织亦多不胜举。

8. **缠绵黏滞** 湿性黏腻,胶着难去,"如油入面",不可速除,故而缠绵难愈,病程较长。余诸邪治法,清之可除热,散之可祛风,温之可散寒,润之可化燥,而祛除湿邪,用药稍过即伤及正气,诚如何廉臣在《湿温时疫治疗法》所言:"若病家急于求成,医家急于建功,每见速死有之,而病之能痊,一无反复者,则百不见一二也。医家病家切宜慎重。"故路志正临证仅以微汗、缓下、渗利、清补之法,不图速效,不伤正气,缓驱湿邪。

四、治疗原则

路志正教授提出治湿病三大法:一者祛除湿邪,二者扶助正气,三者扶正祛湿。王键认为,这是对化湿法的系统总结。祛除湿邪有七法,即芳香化湿、祛风除湿、苦温燥湿、清热利湿、淡渗利湿、辛开利水、活血利水,扶助正气有六法,即益肺利水、健脾利湿、疏肝化湿、温肾化湿、强心利水、养阴逐湿,扶正祛湿有两法,即祛湿佐以扶正、扶正佐以祛湿。

1. **扶正法** 宣肺、补脾、温肾。张介宾在《景岳全书·肿胀》中对湿病及其治法论述最详:"凡水肿等证,乃肺脾肾三脏相干之病。盖水为至阴,故其本在肾;水化于气,故其标在肺;水惟畏土,故其制在脾。"主以宣肺气、补脾气、温脾肾之阳来扶正化湿邪,此法亦如《石室秘录》所云之"正治法",亦为"本治法"。

2. **祛湿法** 温燥、清化、理气、活血、芳香、淡渗。《景岳全书·湿证》认为："湿证虽多，其要惟二则，一曰湿热，一曰寒湿而尽之矣。"故以苦温燥湿、清热化湿分别对应寒湿、湿热证候之正治法，理气化湿、活血化湿、芳香化湿、淡渗利湿为佐治法，湿性凝滞易阻碍气机、气滞血瘀，故用理气活血化湿法；湿性重浊。李东垣说"治湿不利小便非其治也"，故用淡渗利湿法。

3. **防变法** 养阴化湿。路志正教授常言湿之难治者惟阴虚夹湿证。阴虚夹湿常见者为肺阴虚夹湿、胃阴虚夹湿、肾阴虚夹湿三类。症见小便不利、渴欲饮水、饮水不多、饥不欲食、舌质红绛、苔白腻、脉细滑数等阴虚夹湿证等。此证古来论之不详，然临床上时有所见，乃阴虚与水湿内停并见，而阴虚与水湿之间的因果关系并不明确。盖湿为阴邪，常因阳虚水湿不运内停所致。经临床观察发现，阴虚患者常因过用寒凉伤及脾阳，导致水湿停蓄，实为阴虚夹湿证的主因。这在治疗上存在一定的矛盾，养阴滋腻犹恐助湿邪之盛，温阳祛湿利水又惮阴精之耗。路志正常于清热养阴的同时辅以淡渗、微苦之品，使养阴不助湿，化湿不伤津，常用猪苓汤为基础方化裁，即祛湿缓，不伤正，认证准，防伤阴。

第二节　湿病理论的临床应用

人体内的水有三种致病形式——痰、饮、湿。正常情况是水，病理情况下，弥漫的就是湿，聚集的就是痰饮。其中清稀的为饮，稠浊的为痰。可以影响人体各个部位，可以引起各种病理改变。从外到内，从上到下，无处不在，都可以涉及。如皮肤湿疹、痤疮、带状疱疹，脂肪瘤、浮肿、胸水、腹水、高血脂、高血糖、高尿酸、动脉粥样硬化，眩晕、胸闷、心悸、腹胀、腹泻、小便不利、大便不成形、白带过多、脂肪肝、口腔溃疡、精神障碍、癫痫、中风、肿瘤、囊肿等。

临床上凡是舌体胖,有齿痕、苔腻、脉滑中的一项,加上下列中的任何一项,就可以判断为水湿痰饮:①头昏沉、乏力、酸懒;②大便稀或黏;③口黏腻或口甜;④精神障碍;⑤各种身体中的肿块;⑥妇女白带多;⑦心悸;⑧眩晕;⑨关节痛;⑩皮肤湿疹、水泡。

一、中医减肥

一位女性患者,50多岁,体重90 kg,因困倦、乏力、双腿沉重、大便黏滞前来就诊。综合舌脉辨证为痰湿体质,给予健脾祛湿、升清降浊之法。一周后复诊,诉精神明显好转,体力增加,身体感觉轻松,要求继续服药,前方稍加增减,又服两周中药,服药后患者不但感觉精神好了,走路感觉轻松,在没有刻意控制饮食的情况下体重也下降到82 kg,效果明显。

其实中医没有专门减肥的灵丹妙药,只是整合脏腑功能、调整水液代谢(或叫运化水谷精微)。就肥胖讲,大概分两种情况:一种是从幼年开始肥胖(体内脂肪细胞数量增多),减肥不容易;另一种是成年人开始肥胖(体内脂肪细胞肥大),是体内水分过多引起的,可以减肥。许多人是中年以后出现肥胖,就是我们现代医学所说的代谢综合征表现,是心脑血管病发病的危险因素。中医学对其的认识更早,如《黄帝内经》中曰:"其人数食甘美而多,肥也,肥者令人内热,甘者令人中满,其气上溢,转为消渴。"就是说当人们吃得过好、过多,会造成形体肥胖,进一步发展就会转成消渴(相当于2型糖尿病),《黄帝内经》里把这种体型的人称为"膏人""脂人"。所以说这种成人以后造成的肥胖,影响人的健康和寿命,是需要治疗的。人到中年开始肥胖,从生理角度讲,生长发育已经停止,再长出多余的主要是脂肪,而脂肪成分主要是水,而这种水分是可以慢慢排走的,所以说,成年人以后的肥胖减肥是可以实现的。

而减肥的目的主要有两个，一是为了健康，另外就是为了美丽，我认为健康是第一位的。而肥胖的类型有成人型的、有儿童型的，所谓儿童型主要是因为先天因素或过早营养过剩（影响生长发育），这种肥胖减肥是困难的，所以要强调减肥从儿童抓起，要给孩子训练科学的饮食习惯。

现在市面上减肥的方法和药物铺天盖地、五花八门，可谓仁者见仁智者见智，大概不外限食、通便、运动等。有的有一定作用，有的收效甚微，还有的出现了不良反应。比如说大黄制剂，是通过排便减肥，还有食欲抑制剂，是限制摄入量，虽有一定效果，但时间长了就有一定的不良反应。个人认为，对于肥胖，要抓住病机，因人而异，辨证调理。首先，我们认为，成人肥胖产生的原因是人体水液代谢紊乱造成，由于体内停留了多余的水分（或叫痰湿），不能及时排出，就形成了肥胖，也就是说，这种肥胖多的主要是水，中医叫痰湿（这和儿童肥胖发病机制有区别），如何能把痰湿去除是减肥的关键。中医治疗痰湿主要通过三个方面入手——肺、脾、肾，而脾最为关键（中医说脾是生痰之源），只要抓住了这几点，就能起到减肥的作用。

还有最重要的一点，就是中医减肥能减多少？能达到标准体重吗？当然，能达到标准体重最好，但我认为，作为一种调理，最重要的是脏腑功能，体重指标是第二位的，只要脏腑功能正常（中医有判定指标），体重有所下降，体内脂肪分布匀称（有区别于膏人，向心性肥胖），身体感觉舒适，体力充沛，即使不能马上达到标准体重，也算有效，有时减肥要一步一步来，不能急于求成。我们发现有些形体略超重的人也能健康长寿，关键这种胖是否在健康范畴，比如说皮肤肌肉有弹性、有光泽，自我感觉精力充沛，饮食、睡眠、二便正常，就是健康，也算达到治疗目的。所以，我们提倡健康、科学减肥。

二、肝胆湿热与肝损伤

一位脂肪肝患者 46 岁,形体较胖,近期身体不适,白天困倦,早晨口黏口苦,肝区隐痛,大便不通畅,黏滞不爽,臭秽难闻,体检发现重度脂肪肝、慢性胆囊炎、肝功能不正常、转氨酶 70U/L,胆红素偏高,血脂偏高。察其舌苔和脉象,示舌体胖,舌质暗红,舌苔黄腻,脉弦滑。自述因为工作关系,经常发火,而且经常在外吃饭饮酒多年。给予药物服用大约六周,再去化验,转氨酶恢复到正常范围,脂肪肝变成中度,其他症状已明显好转。

其实中医讲内湿的产生原因很多,虽然脾胃是产生湿的主要脏器,但许多脏腑功能失调也都能造成水液代谢失调,而产生内湿。而这种内湿产生后,可以停在人体的各个部位,如肠胃、肝胆、皮肤、肌肉等,也可以多种形式存在,如寒湿、湿热、痰浊等,关键要看患者的体质,或者说脏腑的功能状况。《黄帝内经》曰:"正气存内,邪不可干;邪之所凑,其气必虚。"脏腑功能失调,湿邪就容易侵犯,也就是说,湿邪停留的部位,一定是相关脏腑功能失调。而且,湿邪停留的形式,是随着患者的体质转化的。如本例患者,平素容易动怒,经常饮酒,参加各种宴会,饮食不节制,又正当壮年,故是肝火或肝阳偏亢、内热偏盛,产生湿邪后随之化热,称为湿热。其辨证为肝经湿热的原因有二:①脾气不好,易发怒,肝区不适(包括现代医学检查,胆囊炎,脂肪肝,肝功不正常),故病位在肝;②有湿热表现,如口黏、口苦,舌体胖,舌质暗红,舌苔黄腻(如舌苔只腻不黄,口只黏不苦,还不能称为湿热),尤其是大便秘结,黏滞不爽,排便费力,且臭秽难闻。结合以上两点,辨证为肝胆湿热。给予茵陈蒿汤加虎杖和一些健脾祛湿和疏肝理气的药物,并加了生姜和大枣。服药共计一个半月时间,症状基本缓解,肝功能也恢复正常。

茵陈蒿汤出自《伤寒论》，是张仲景用来治疗湿热黄疸的名方，本例患者虽没有黄疸，但有肝经湿热的表现，正好对应病机，方中茵陈是一味清利肝胆湿热的好药。

本例患者有便秘，故方中还用了大黄和虎杖，大黄是一味通便药，在茵陈蒿汤中，大黄的比例是茵陈的 1/3，但我在临床上用量会更小，一般在 6 g 以内，这也是路老的经验，因为大黄本身也有清热作用。但在这个方中，大黄绝不是为了通便，但患者确有大便不通，所以用了少量大黄，路老在治疗这一类湿热阻滞、大便不通时，往往用大黄炭 3 g，为的就是苦寒不至于伤脾胃，否则湿邪更加难祛。中医曾形容湿热病"如油入面，难解难分"，所以湿病的治疗有缠绵难愈的特点。治疗时要像抽丝剥茧，需要一层层化湿，一步步降浊，才能最后收效，否则，欲速则不达。如门诊上有许多便秘患者，有一部分是湿性便秘，用大黄等通便药后，暂时缓解，停药后就复发，甚至还没停药就没有效果了，原因就是没有把湿化掉，所以不能从根本上解决。还有，临床上有许多代谢综合征患者，湿热胶结日久，短时治愈是不现实的，因为湿热体制的形成，不是短时间内形成的，有一个日积月累的过程，要想把它去掉，也不是一朝一夕之功，还要告诫患者，除了药物治疗外，还要注意饮食、情绪、生活方式的调整，尽量避免贪凉饮冷，暴饮暴食，尽量避免暴怒伤肝，要结合健康的生活方式，才能解决问题。如果还坚持原来的不良生活方式，湿热还要卷土重来，治疗就会前功尽弃。

另外一味药就是虎杖，产于四川，当地外用治疗毒蛇咬伤和水火烫伤，内服有清热解毒、清利肝胆湿热作用，也有退黄作用，现代中医经常用它治疗肝炎，因为有一定通便作用，所以方中用其配合茵陈清利湿热，配合大黄通便导滞。至于生姜和大枣，是为了保护脾胃，因为患者虽然是肝经湿热，治疗总离不开脾胃，一方面，肝脾相互影响，"治肝当先实脾"，只有把脾胃稳定住，肝脾之间功能和谐，肝病不会进一步影响脾胃，肝胆的疾病才能治好，这是中医的整体理念，也是临床实践经验的总结;另一方面,苦寒伤胃,而脾胃是"后天之本,载药之舟",再好的药也要通过胃的吸收发挥治疗作用。因此,如果药物苦寒伤了胃气,一是影响了药物吸收,二是影响人体能量的来源,消弱了正气,就不能保证治疗效果,"有胃气则生,无胃气则死。"

临床上除了茵陈蒿汤,还有一个清利肝经湿热的名方——龙胆泻肝汤,如肝经湿热引起的眼胀头痛、红眼病、带状疱疹、睾丸鞘膜积液、阴囊湿疹等都有效果。我曾经用龙胆泻肝汤治疗过一个鞘膜积液的患者,男性,50岁,阴囊肿胀疼痛,西医外科诊断为"阴囊鞘膜积液",抗生素治疗3天后症状加重,低热,疼痛难忍,外科医生建议手术治疗,患者要求保守治疗,就诊于我处。给予龙胆泻肝汤,龙胆草用量30 g,木通(木通有肾毒性)易为通草,嘱患者把煎完的药渣外敷于阴囊局部。5剂药后,发热、疼痛症状明显缓解,调方龙胆草减至15 g,继服5剂,基本痊愈。后临床用此方治疗带状疱疹,颇有疗效。

三、代谢紊乱——湿浊与痛风

痛风,是代谢综合征的一种,因其临床表现以关节疼痛为主,而且来去如风,故称为"痛风"。其发病时疼痛剧烈难忍,像被老虎咬伤一样,所以又称为"白虎历节"。严重的由于关节变形,出现跛行。中医把它归属为痹症重症的一种,治疗上以清利湿热、散风止痛为大法。现在,随着人们生活方式的改变,身体代谢越来越差,许多代谢产物被滞留在身体内,中医称之为湿浊,现代医学则称为代谢综合征,如痛风、高血脂、高血糖、高血压、肥胖等,都属于此列。痛风与代谢综合征其他表现有明显不同,即除了代谢指标异常(高尿酸血症),还表现为关节红肿热痛,且疼痛伴有怕风怕冷,中医认为是外受风寒、内有郁热,所谓"寒包火",治疗时要考虑到这些因素。按朱丹溪的理论,本病是先有血热沸腾,再加外受风寒。这种内热,也应该是湿热。原因有三：首先痛风患者长期食用海鲜、动物内脏等，且饮食无度，损伤脾胃，湿浊内盛，且发病往往与饮食刺激有关（喝啤酒，吃海鲜）；其次，痛风患者多有困倦、嗜睡、舌胖、苔腻、大便黏腻等脾胃运化不好的表现；第三，痛风患者与其他痰湿体质的人一样（如高血脂、高血糖），具有代谢紊乱的特征，内有湿浊。综上可以看出，痛风患者属于内有湿浊易化热的体质，或湿热体质，可有风寒外束征象，一般在发作时明显，表现为怕冷，有时发热，怕风。治疗上应内清湿浊郁热，外散风寒，散结通络，张仲景在《金匮要略》中用桂枝芍药知母汤，就是这种思路的很好体现。临床上拟订了痛风汤，药物如下：桂枝、赤芍、白芍、制川乌、炒苦杏仁、炒薏苡仁、苍术、白术、土茯苓、山慈菇、白花蛇舌草、藿梗、苏梗、丹参、当归、制乳香、没药，严重的可加全蝎、蜈蚣、穿山甲。

曾有一患者，一个税务干部，30岁，患了痛风，开始服用秋水仙碱，因为不良反应大被迫停药。改服中药后，半年未反复，后来因为喝酒诱发，足趾关节红肿热痛，吃中药后开始效果尚佳，后突然又反复加重，未曾饮酒，自述曾用通络活血药泡足，水温很高，并让按摩师在肿胀的关节处用力按摩，出现了反复加重的情况。所以，痛风在急性发作期，泡脚不能用烫水，需用温水，烫水的刺激会使关节疼痛加重，而且也不能过度刺激局部皮肤，应避免剧烈运动。

痛风和风湿类疾病尤其是类风湿性关节炎均表现为关节肿痛，其主要区别是，前者是代谢紊乱引起的，后者是免疫异常导致的；从症状上讲，前者多为不对称性，多发于足趾关节，尤以足大趾关节常见，后者多呈对称性，多发于手足小关节。中医认为，两者同属于"痹症"范畴，均与湿有关（风伤肌肉，湿流关节），治疗上都离不开祛湿，湿邪不祛，病不转愈。但痛风发病是平素有湿热体质，加外感风寒湿邪而诱发，治疗应是清利湿热与外散风寒湿邪并重或以清利湿浊为主；而类风湿性关节炎主因平素正气不足，反复外感风寒湿邪而发病，治疗上以外散风寒湿为主，邪气在体内日久可根据体质转化，如果身体阳气偏盛,就可以化热,而成为湿热,需外散风寒湿,兼清利湿热。从中草药治疗方面讲,当类风湿转化成湿热时,与痛风急性发作期治疗有相似之处,如张仲景的桂枝芍药知母汤既可以治疗痛风,又可以治疗类风湿性关节炎。

四、痰蒙心窍、眩晕与无形之痰湿

我们讲了水湿的形成以及造成的危害,像气管里的痰比较好理解,能够看得见,其他的痰湿就不好理解了,像我们所说的肝胆痰湿,或肝胆湿热,是不能看见的,只能通过患者的症状判断,有时不容易理解,尤其是心的痰湿,就更不容易理解了,因为我们看不见有形的痰,只是通过一些间接的症状去推断。比如说我们常说的痰蒙心窍,患者表现精神异常,而我们却看不见痰,那痰湿蒙蔽心窍如何诊断呢?

第一,要熟悉心的功能和痰的特点,中医认为,心主神志,所有与神志异常有关的病变,都离不开心,这同现代医学的神经系统相关;第二,为什么判断有痰,①患者舌苔、脉象有痰的影子(舌胖,苔腻,脉滑);②因心主神志,而且这些神志障碍的患者在发病时,也可以见到痰多的现象,如脑卒中的患者出现痰鸣(像打呼噜一样),癫痫发作的患者口吐白沫等,所以判断为痰蒙心窍。

曾有一个 14 岁的女中学生,成绩优秀,近日家人感觉其情绪不好,一日早晨被家长强行叫醒后发现患儿精神呆滞、胡言乱语、不识亲人,立即于当地医院就诊,经检查考虑"青春期精神分裂症",建议去精神病院治疗。家长不同意,遂来我处想寻求中医治疗。察看患儿表情呆滞,口角流涎,大便两日未行,舌不让看,脉象滑数。初步诊断为痰蒙心窍,应化痰开窍,给予二陈汤合调胃承气汤,加石菖蒲、郁金,以及活血药桃仁、牡丹皮。方中二陈汤是化痰的基本方,加石菖蒲、郁金开心窍,增强化痰湿之力;大便干燥,加调胃承气汤,通腑、开窍;心主血,此类患者需加活血药物。现代医学研究，肠胃和大脑关系非常密切，有人把肠胃称之为第二大脑，因此精神障碍的患者要保持大便通畅。患儿两剂药后，大便排出，呈黏液样，这是痰浊排出的表现。调方去通腑泻下药，给予化痰开窍，大约两周，精神基本恢复正常，这就是无形之痰蒙蔽心窍。

临床上，对于癫痫或脑血管病的患者、血管性痴呆的患者，我们也常用一些化痰开窍药，如天竺黄、胆星、石菖蒲、郁金等。

还有一种无形之痰阻滞经络，表现肢体麻木、活动障碍（相当于现代医学神经系统的周围神经病变，末梢神经炎，或者是多发硬化、运动神经元病等），因有痰湿的间接表现，临床上也依据痰湿阻滞进行辨证分析，多用祛湿化痰药加虫类药品，如全蝎、蜈蚣、穿山甲等。

临床还有一常见症状——心悸，即心慌心跳，不能自主，可见于器质性心脏病（心律失常），还可见于功能性的心脏自主神经功能紊乱。临床上两种疾病都较难治愈，尤其心律失常引起的心悸，应用抗心律失常药物治疗不良反应大，有的甚至药效不显著。中医学认为，此类患者多属于心阳虚、水气凌心造成的，由于阳虚水液不化，上泛于心（凌就是恃强凌弱），心神不能自主，出现心悸。许多心悸患者，可见舌体胖大，舌苔腻，或水滑。治心首要治水，水液代谢正常，君主之心不受威胁。我临床上曾治疗一个频发室性心律失常的患者，开始使用"心律平、慢心律、胺碘酮"等药物治疗有些效果，停药反复，继服则无效。症见活动后心悸加重，下肢轻微浮肿，伴有气短，舌胖大，水滑苔。诊断为心阳虚，水气凌心。给予苓桂术甘汤。服药一周后，病情明显缓解，服药一个月后停掉西药。

苓桂术甘汤是著名的治水方剂，出自《伤寒论》。方中茯苓、白术健脾利水，桂枝温通心肾之阳，阳气得以温煦，水化于气。众所周知，人体的水液代谢首先要有脾胃的运化，然后要有肺的宣发，最后还要有肾的气化，其中肾的气化作用是水液代谢的最后一关，到达下焦的水,经过肾阳气化蒸腾到达人体各个部位再利用,水液代谢的废物由膀胱经小便排出。所以中医治疗水肿病及小便不利的疾病,如前列腺炎、遗尿、小便失禁等,需要肾阳的温化,使水液气化。方中的桂枝或肉桂可以温心肾之阳,心阳复旺,心悸消失,这就是中医治病的原理。甘草一味调和药性,最重要的是与桂枝配伍,叫辛甘化阳,增加温通阳气的作用。

　　痰湿可浸淫人体各部致病,凝滞于头部就会出现与脑有关的疾病,比如脑瘤、脑卒中等,最常见的症状就是眩晕,"无痰不作眩"。现代医学,眩晕分真性眩晕和假性眩晕,所谓真性眩晕是指天旋地转,假性眩晕则只感觉头重脚轻,有踩棉花感,不一定伴有天旋地转。眩晕还可分为周围性眩晕和中枢性眩晕,临床常见类型有内耳性眩晕、椎－基底动脉型眩晕等。中医学将眩晕分为实证和虚证。实证指风痰瘀血等侵犯脑部,需要化痰散瘀;虚证指气血虚或肾虚致使脑络空虚,用药如益气聪明汤治疗气血不能上达导致的头痛头晕,但临床上往往很少见到单一病机,常是相兼出现。根据临床经验,引起眩晕最常见的病因是风痰,即风与痰相结,痰湿虽可流窜于全身,但头部作为人体制高点,痰浊只有与风结合,才易到达,故中医上说"巅高之上,唯风可到",由此风痰互结上犯头部,出现眩晕。此种痰湿或痰饮引起的眩晕,临床常用半夏天麻白术汤以化痰息风健脾祛湿,苓桂术甘汤以健脾温阳利水。半夏天麻白术汤是在化痰湿之经典方剂——二陈汤与白术基础上,加入治疗头部疾病的专药——天麻以平肝息风。中医将眩晕晃动一类的疾病均归属于风的范畴,就如风吹树木,天麻又称定风草,所以我们称之为息风,产地云南的为道地药材,当地食用天麻炖鸡、凉拌天麻。此方子乃化痰与祛风兼顾,治疗风痰上犯引起的头晕效果显著。

　　有一位60岁女性患者,眩晕一年多,就诊于耳鼻喉科诊断为"耳石症",经多次矫正治疗,效果甚微,遂到我处给予半夏天麻白术汤加僵蚕、全蝎,服用两周,眩晕症状基本缓解,后又巩固两周,随访至今病情稳定。临床上美尼尔综合征、椎动脉供血不足等引起的眩晕,均可参照痰饮病辨证治疗。

五、疲劳与亚健康

亚健康是目前人们谈论最多的话题,据世界卫生组织统计,人类有70%以上人口处在亚健康状态。所谓亚健康,是指患者有明显不适症状,但用现代医学仪器不能检查出明显病变的一类疾病。许多人因为身体不适,去医院检查,结果显示正常,医生诊断无病或症状待查,当然更谈不上什么有效的治疗,但是这些所谓没有查出问题的人,却非常痛苦,有些甚至影响工作或生活。而所有这些不适症状中,出现概率最高的,就是疲劳。

有许多人都会有疲劳的感觉,晨起醒后疲乏,日间上班困倦,工作力不从心,注意力不集中,健忘,腰酸腿软等,这些均属于疲劳。"疲劳"可以是一种独立的疾病——疲劳综合征,也可以是一个症状,现代医学对此病无特效药。中医学认为和肝、脾、肾关系密切,因为肝为"罢极之本",脾胃为"后天之本",主肌肉四肢,肾为"先天之本",为元气之根。疲劳患者中,有一部分有器质性问题,如重症肌无力、慢性格林巴利等。我曾治疗过一位出租车司机,属于重症肌无力眼肌型,睁眼时间不能过久,久则疲劳,一直服用新斯的明片维持,每日三次,才能维持生活和工作。该患者肥胖,大便不成形,舌苔水滑(像从水里捞出来一样)。诊断为脾虚湿盛,给予参苓白术散合补中益气汤加减,其中黄芪用量达到120 g,患者才感觉明显有效,新斯的明从日三次减至日一次,维持一年有余,后因家中有事中断服药,未曾随访,此案例说明针对此类患者健脾祛湿法确有疗效。

一位年轻的西医医生,参加汶川地震救灾,中途感冒发烧,烧退后,自觉疲劳、乏力,精神差,茶饭不思,身体逐渐消瘦,到北京某医院诊断为"疲劳综合征",考虑与病毒感染有关,但病原学检测未见异常,抗病毒治疗无效。数月后症状逐渐加重,甚至行走困难,情绪低落,遂到我处寻求中医治疗。考虑其救灾途中思想压力大,外加气候炎热潮湿患病,病因有二:第一,久思气结,首犯脾胃,脾伤则生内湿;第二,气候潮湿致使湿邪袭表,这样同气相求(情志因素造成了易感体质,又感染了湿热,西医可能认为此属病毒感染)。核心是脾胃功能失调,治疗上首要健脾除湿,调理情志。给予疏肝健脾祛湿,结合情绪疏导。一个月后,病情痊愈,说明祛湿法在治疗疲劳患者并属于脾虚内湿证者,疗效显著。所以,中医治病讲究寻求病因,追本溯源,这叫治本。

疲劳作为一个临床症状,除了与脾胃功能异常有关外,其他如肝气失调(恼怒、情志不遂)、肾气亏虚(房劳伤肾,惊恐伤肾)等,均会引起疲劳,临床要四诊合参,整体调理,以达到身体平衡。路志正教授的参葛胶囊,就是以调理脾胃为核心,兼顾五脏,最后达到身体阴阳平衡的目的。

第四章 平衡理论

第一节 平衡理论概述

一、"以平为期"的中医平衡理念

平衡是事物发展的普遍现象,是阴阳两种对立而保持相对协调、稳定运动的有序状态,是自然界万物保持生存和健康发展的客观规律。中医平衡观思想可溯源于《易经》,如《系辞下传》曰:"乾坤其易之门邪。乾,阳物也,坤,阴物也。阴阳合德,而刚柔有体,以体天地之撰,以通神明之德"。《易经》中太极、八卦、河图、洛书都集中体现了平衡原理,即运动中的平衡和平衡中的运动。《黄帝内经》对于平衡方面的论述也颇多,如《素问·至真要大论》曰"谨守病机,各司其属……疏其血气,令其调达,而致和平""以所利而行之,调其气使其平也"。

《素问·生气通天论》首先提出"阴平阳秘""阴平阳秘,精神乃治;阴阳离决,精气乃绝"。阴与阳相互依存、相互对抗、相互制约和相互排斥,以求其统一,取得阴阳之间相对的动态平衡,称之为"阴平阳秘"。其实,"阴平阳秘"中的"平"和"秘"是同一意思——平衡。"阴平"即阴气平顺,"阳秘"即阳气固守,是阴阳两者互相调节而维持的相对平衡。由此,"阴平阳秘"作为阴阳平衡的表述,代表了一个人的健康状态,阴阳平衡成为中医养生的重要原则之一。为了保持或恢复健康,在阴阳或气血失衡时,可以通过各种干预来保持或恢复平衡。对此,在《黄帝内经》里又有另四个字的指导思想,即"以平为期",书中有四处出现,分别表述不同的意境。

第一处,《素问·至真要大论》云:"谨察阴阳所在而调之,以平为期。"说明保持阴阳平衡的重要性,"以平为期",就是以保持阴阳的动态平衡为准则。中国的传统养生术,都体现了这一理念,如中药养生术就是针对阴性或阳性不同属性体质的个体,分别选择壮阳或滋阴的保健中药调理阴阳平衡,从而达到养生保健的目的;又如太极拳运动把人体看成一个太极阴阳整体,主张虚中有实、实中有虚、刚柔相济、动静相兼,每个姿势和动作都体现相反相成、阴阳平衡的特点。

第二处,《素问·至真要大论》云:"夫气之胜也,微者随之,甚者制之。气之复也,和者平之,暴者夺之。皆随胜气,安其屈伏,无问其数,以平为期,此其道也。"其意在于恢复平衡,而不是消除病因。

第三处,《素问·三部九候论》云:"必先度其形之肥瘦,以调其气之虚实,实则泻之,虚则补之,必先去其血脉而后调之,无问其病,以平为期。"该段文字中的"虚""实",显然引进了失平衡的"程度"或"量"的内涵。这时的"以平为期"表达了儒家"致中和"理念(执中、适中、中和、不偏不倚、无过不及等),在《黄帝内经》中也有"中和"的其他论述,《素问·生气通天论》指出:"谨和五味,骨正筋柔,气血从流,腠理以密。""谨和五味"中的"五味"既指食品的"酸、苦、甘、辛、咸",又指食品的营养成分,它是中医学养生的重要原则之一。所以,"和",包括"和谐"或"中和",也应该包含在中医平衡的内涵里。

第四处,《素问·六元正纪大论》云:"天气反时则可依时,及胜其主则可犯,以平为期,而不可过,是谓邪气反胜者。"强调提出,不要治疗过度。过度治疗已经成为现代医学最大的挑战,当前针灸领域也有过度干预的趋势。

二、中医平衡理论的基本内涵

中医理论所讲的平衡,不是绝对的平衡,而是相对的平衡,如人体内阴阳的平衡,人与自然、社会之间的平衡,脏腑的平衡,气血津液的平衡,阴阳的平衡,处方用药的平衡,养生保健的平衡等。本节仅介绍阴阳平衡、精神情志平衡、饮食平衡、劳逸平衡和环境平衡的基本内涵。

1. 阴阳平衡　　阴阳是一切事物的总纲,《素问·阴阳应象大论》说:"阴阳者,天地之道也,万物之纲纪,变化之父母,生杀之本始,神明之府也。"认为阴阳是对立统一的,宇宙间一切事物的发生、发展和变化,都是阴阳的对立统一矛盾运动的结果。阴阳是互根互用、互相依存的,"无阳则阴无以生,无阴则阳无以化"。阴阳是彼此消长、相互制约的,阴阳的对立统一,相互制约相互消长的结果使人体处于一种平衡协调状态,即"阳生阴长,阳杀阴藏"。阴阳学说认为,在正常情况下,人体的阴阳相对平衡协调就意味着健康,若体内阴阳的相对平衡被打破,出现阴阳平衡失调,则人体就由生理状态转为病理状态,正所谓"阴平阳秘,精神乃治;阴阳离决,精气乃绝"。

《黄帝内经》的阴阳平衡理论是中医学的基石,中医养生的主要思想之一是顺应自然、协调阴阳。阴阳学说中的阴阳平衡就是阴阳双方的消长和转化保持协调,既不过分也不偏衰,呈现着一种平衡协调的状态。阴阳任何的"太过"或"不及"都可能破坏人体的生理平衡,导致疾病产生。人体阴阳平衡可以表现为脏腑平衡、寒热平衡及气血平衡。做到了阴阳平衡协调,实质就是阳气与阴精(精、血、津、液)的平衡,也就是人体各种功能与物质的平衡协调。阴阳的转化是有前提的,"重阴必阳,重阳必阴""寒极生热,热极生寒",这里"重"和"极"就是"过用",就是促进阴阳转化的条件。所以中医养生要避免各种"过用"因素,只有保持人体阴阳的平衡协调,才能防止和避免疾病的发生。

2. **精神情志平衡** 人有七情：喜、怒、忧、思、悲、恐、惊，若七情"太过"，精神情志失调，就可能导致"内伤七情"而生病。七情是机体对外界客观事物的不同情感反应，在正常情况下不会使人生病，只有在情志变化过剧，如突然、强烈或持久的情志刺激，超过人体本身的正常生理活动范围时，才会使人体气机逆乱、脏腑阴阳气血失衡，导致疾病发生。所以"志意和则精神专直，魂魄不散，悔怒不起，五藏不受邪矣"，亦即保持人的精神情志平衡协调，就不会生病。现代医学也证明，人处于高度紧张状态比较容易得病，也就是说，精神过度忧虑、悲伤，心理和情感极度压抑；或过度愤怒、惊喜，心理处于高度兴奋状态，这种精神情志大悲大喜的异常波动就易得病，如高血压、心脏病，由于情志异常波动，可使病情加重，或迅速恶化。

3. **饮食平衡** 饮食是人类生存和保持健康的必要条件，但饮食要有一定的节制，若饮食不节，饥饱失常，易导致胃肠功能紊乱而生病。要食量适度，不饥也不过饱。《素问·痹论》说"饮食自倍，肠胃乃伤"，若暴饮暴食之过饱，易致积食不化，损伤脾胃。同样，过饥则摄食不足，气血生化之源缺乏，正气虚弱而生病。《素问·生气通天论》说"膏粱之变，足生大疔"，所以饮食要食量平衡，营养平衡，五味调和，才能使人均衡生长发育。同时，饮食五味调和，五脏的阴精才能产生，但是五味偏嗜，又能反过来伤害五脏。如饮食过寒或过热，或饮食五味偏嗜，则可致阴阳失调，或某些营养缺乏而生病。现代医学认为，过食膏粱厚味，会引起肥胖、高血脂和脂肪肝；饮食过咸会引起高血压，过食甜味会引起高血糖。正如《素问·生气通天论》所说"阴之所生，本在五味，阴之五宫，伤在五味"，可见饮食五味调和平衡的重要。

4. **劳逸平衡** 劳逸即过度劳累和过度安逸，过劳即劳力过度、劳神过度和劳房过度，《素问·宣明五气》篇说的"久立伤骨，久行伤筋"及《素问·举痛论》所说的"劳则气耗"皆言此意。长期过度劳力，会积劳成疾;长期思虑太过,会劳伤心脾;房事过频则会肾精耗伤。长期过度安闲,不劳动,不运动,而致气血不畅、脾胃功能减弱,《素问·宣明五气》篇说"久卧伤气,久坐伤肉"就是这个道理。正常的劳动和体育锻炼,有助于气血畅通,体质增强。必要的休息,可以消除疲劳恢复体力和脑力,不会使人致病。只有较长时间的过度劳累,包括体力劳动、脑力劳动及房劳过度,或过度安逸,完全不劳动,不运动,劳逸才能成为致病因素而使人发病。因此,要做到劳逸结合,动静平衡。

5. 环境平衡 中医认为人与自然息息相关,环境是人类赖以生存的基础。若居处环境过度开发、受污染或噪音大,就会影响身体健康。人与自然要和平相处,保护适宜人类生存的大环境,营造适宜人们生活的小环境。同时,人又要顺应环境的变化而生存,不违反事物发展规律,即不妄作,无乱为。如四时气候环境反常,或太过或不及,或非其时而有其气,当温而寒,当寒反温,这都容易使人生病。所以,要顺应四时气候变化增减衣物,顾护好自己,锻炼身体,增强体内正气抗邪能力,使人体内外环境处于平衡状态,避免气候的"过用"而生病。

第二节 平衡理论的临床应用

一、水火平衡

"水火者,阴阳之征兆也。"从自然界到人体内的阴阳,最有代表性的应该是水火。水代表阴,火代表阳,水火平衡就是阴阳平衡。水火本是自然界常见的两类物质,性质相反,常言道"水火不相容",但人体内的水火应该是水火相依,不可分离,也就是通常说的阴阳要相互制约,相互依存。人体内水火任何一方缺失都会影响生命活动,正常情况下必须维持一种动态平衡，即《黄帝内经》所说的"平"。"平"就是无病状态，人的一生，不同年龄阶段，阴阳从生长到强壮，再到衰老，是一个自然规律，每个人都是如此。但是，人不论是在哪一阶段，都应该维持一个平衡。如老年人，阴阳在不断减弱，但若能维持一个平衡，没有表现出水火偏盛、偏衰，就是健康，即便是一百多岁，行动迟缓，容颜衰老，也是健康；相反，如果是年轻人，出现发热、怕冷、口渴、盗汗等水火不均匀的现象，就是不平衡，就是疾病。中医在许多情况下，就是根据这些不平衡的征象来诊断疾病，并进行干预，这就是中医治病的基本原则。

1. 病例一

一位北京朋友喜得孙子，把带孙子作为首要任务。有一天，朋友给我打电话说最近孙子总是发热，脑门热，脸通红，食欲不振，到医院检查未见明显异常，半个多月仍不见好转。我去他们家看了一次，孩子很精神，但是指纹脉络风关红紫，同时感觉室内温度较高，室外寒风刺骨，室内如处夏日，又问孩子的喂养情况，回答说除了母乳还有许多补充婴儿营养的补品，我判断孩子是食积内热，建议减少喂养食物，降低室内温度，通风，服用鸡内金散、焦四仙面儿，一周后症状消失。

小儿从生理上讲是属纯阳之体，火旺，生长发育快，俗话说"容易上火"，这就是阴阳不平衡的表现，有句古语"要想小儿安，自带三分饥和寒"，这就是为了能够与小儿"阳气偏旺、生长发育快"的特点相适应而尽量维持一种平衡状态的做法。

2. 病例二

许多患者就诊，总喜欢问一个问题，我到底是阴虚体质还是阳虚体质，仿佛知道这个结果后自己就可以买药治病了，结果有时适得其反。其实许多情况这种偏性是不明确的，甚至有时还相兼其他问题。

有一位地方政协领导，女性，经常日间烘热出汗，夜间盗汗，她从网上查，认为自己是阴虚内热，开始服用六味地黄丸，服药后不但病情未缓解,反而出现腹泻、乏力、食欲下降的现象,遂来就诊。我询问后得知,她的胃病经常反复,大便不成形,中医讲此属脾虚内湿体质,我解释道:"六味地黄丸主在滋阴,虽然内含山药、茯苓等健脾药物,但所占比例很小,对于你的体质力量远远不足,应该调整组方,将健脾祛湿作为重点,否则任何滋阴药物都无法见效。"我于是在六味地黄汤基础上,加入藿香、白术、荷叶、陈皮、扁豆、太子参六味药,患者服药一周,大便恢复正常,烘热出汗的症状有所减轻。

任何调理阴阳的手段,都无法脱离脾胃。叶天士曾经说过"上下交病,治在中焦",针对任何位置的不平衡,首先都应照顾好脾胃,脾胃是人体平衡的支点。脾胃位属中央,主运化,食物、水、药物都依赖脾胃的运化发挥作用。有言道:脾胃是载药之舟。

3. 病例三

调理寒热,不可矫枉过正。山东潍坊的一位老板,70 余岁,经常心悸、气短、出汗,西医诊断为冠心病、心律失常、频发室性期前收缩、心功能不全。服用心律平,起初症状稍有改善,后期无效,平素畏寒,大便黏滞、不成形,舌苔黄腻。我判断该患者心阳虚兼有湿热(舌苔黄腻,大便黏滞),以温补心阳的附子、紫石英、桂枝,加入清利湿热健脾的中药,患者症状明显好转。后来患者带药去海南度假,刚去两天打电话给我说,服药后咽喉疼痛,我想方药未变,地域变了,当地气候炎热潮湿,温补力量太过,所以又出现了新的不平衡,于是嘱他将附子用量减半(都是单包),后来再服药便无不适。

二、水的平衡

对人体内部来讲,不仅水火之间要维持平衡,水本身也要维持平衡。中医以自然规律解释人体生命规律,这叫天人相应。就人体内的水与自然界的水而言,人体大概 65% 以上都是水,这和自然界的水所占比例非常接近,自然界的水是生命不可缺少的物质,利用不合理就会出现水灾、干旱,保持"水"的平衡状态,则风调雨顺,社会稳定。例如,人类历史上将治理水作为衡量统治者主要功绩的标准之一,如大禹治水得到天下。人体也是如此,水的平衡依赖阳气,如脾阳、肾阳、肺阳,从而达到一种平衡状态,现代医学称为内环境稳定。如果阳气过于旺盛,就会消耗津液,使水液减少,许多发热的患者需要补充水分,西医的手段是输液,中医则应用养阴药物。同样,如果阳气不足,阴气就会偏盛,水液就会泛滥,出现水肿、积液、内湿偏盛等,此时中医治疗需从两方面入手,一是排水、利水渗湿;二是调理脏腑功能,补充阳气,使机体重新恢复到水平衡的状态。

1. 病例一

有一位离休老军人,胸腔积液,伴发热、憋气,医院怀疑恶性肿瘤合并感染,热退后,仍感憋气,同时畏寒,双下肢浮肿,小便不畅、无力,放射检查见胸腔积液,西医行抽水治疗,症状暂时缓解,5 天后又加重,考虑胸膜转移,家属考虑年事已高,选择回家保守观察。患者 84 岁,按照当地民间说法,正处"坎年",思想压力非常大,于是家属寻求中医调治。根据患者的症状,我判断证属阳气不足,阴气偏盛(老年人阴阳俱虚),应该在温补阳气的同时利水消肿,药用党参、黄芪、葶苈子、大枣、茯苓、猪苓、泽泻、肉桂、白术、制附子、炙甘草、山药。患者服药后,憋气明显减轻,复查胸腔积液消失,但小便仍不畅、无力,夜间口干,此为阴津耗伤,加益智仁、桑螵蛸、山萸肉、麦冬,患者服药后症状逐渐减轻,去年年底停药,至今病情稳定。

2. 病例二

其实,水液代谢不平衡的情况不乏,如干燥综合征,该病属疑难症,患者口舌干燥、咽干、鼻干,津液不足的表现较为突出,大多医家用滋阴的药物如生地、沙参、麦冬、石斛等,显效不佳,此种疾病的本质是津液分布不均,并非是水液不足。此外,部分患者伴有大便不成形,这是肠胃湿邪偏盛的表现,中医将其归为肺脾肾三脏不调,水液代谢失常,治疗应以宣肺、运脾、补肾为主。

有一位退休会计师,患干燥综合征多年,口、咽、喉、鼻干燥,甚至吞咽困难,激素治疗有效,停药病情反复,服用滋阴药物后病情不但未缓解,反而食欲极差,大便黏滞、不成形,我以宣肺、健脾、温肾为治则,药用杏仁、枇杷叶、沙参、麦冬、山药、太子参、茯苓、肉桂、黄芪、苍术、白术、枳实,患者服药两周后病情明显改善。

肺是水之上源,脾是中心枢纽,肾为水之下源(主水之脏),三者共同管理水的代谢。

三、气血平衡

气血是生命活动的基本特征——"人之所有者,血与气耳"。正常情况下,气血互相依存,通过经脉运行全身,环流不息,供给各个部位能量,维持生命的稳态,这就是气血平衡。任何因素破坏气血间的平衡,人都会生病,气血运行终止,生命便随之终止。

1. 病例一

有一位幼儿教师,退休后帮女儿照看孩子,平日很累,一日清晨醒来突发右半身活动不利,言语不清,医院诊断为脑血栓、脑梗死,治疗一个月,病情略有好转,仍无法行走,甚则无法站立,上肢疼痛,痿软无力。按照中医理论,此证为中风后气虚血瘀,经脉不通,应给予补气活血通络之法。患者家属略懂中药,问"血管堵了,吃丹参、三七粉不就行了吗",我解释道:"丹参虽有活血作用,但中医讲气血平衡,气为血帅,没有气的推动,血便无法运行,患者目前上下肢体无力,是明显的气虚表现,同时伴有血虚、血瘀之象,应补气、活血、通络。"方用补阳还五汤加全蝎、蜈蚣。患者服药一个月后,能够站立,可辅助行走,后来配合康复治疗,三个月后,无须辅助手段便可行走。这个方剂里,黄芪用大量,配合当归、赤芍、红花活血养血,使患者体内气血恢复平衡状态。

这个方子源于王清任的补阳还五汤。王清任是清朝著名的医学家,他创造的许多方剂至今仍被广泛应用。他的贡献之一是通过解剖实践,纠正了古代医书记载有关解剖的错误,是一个大胆的改革家;另外一个主要的学术成就则是发展了气血理论,提出"不论外感还是内伤,对于人体的损伤皆伤于气血而非脏腑。气有虚实:实为邪实,虚为正虚;血有亏瘀,亏为失血,瘀为阻滞"。他认为瘀血是由于正气虚,推动无力造成的,故血瘀证皆属虚中夹实,而他倡导"补气活血"和"逐瘀活血"两大法则,这就是他的著名的"瘀血说"。也就是说,气血不平衡是疾病产生的根源,许多疾病可以通过调理气血得到治疗。而调理气血,补气是非常重要的手段,当然,对于瘀血,气滞也是非常常见的原因,总之对于气血不平衡导致的疾病,治血首当治气,当然包括补气、理气。

2. 病例二

现代医学针对冠心病的治疗主要包括药物治疗和介入治疗,药物治疗主要是血管活性药如硝酸酯类,以及抗血小板聚集、抗凝药物治疗如阿司匹林、波立维等,介入治疗主要是冠状动脉支架术和冠状动脉搭桥术。许多患者从中受益,症状减轻,但仍有一部分患者治疗后效果不甚理想。例如,硝酸酯类药物治疗一段时间后药效降低,冠状动脉支架手术后再次出现冠脉狭窄等,这都是医学上的难题,于是人们开始从中医中药中去寻找办法。根据文献记载,两千年前的《伤寒论》中就有治疗胸痹的方药,如瓜蒌薤白半夏汤便有很好的疗效,后世还有丹参饮子等活血化瘀药,临床对于有瘀血现象的冠心病确实有效。那么,何为瘀血现象?心前区疼痛、刺痛,部位固定,口唇、舌质紫暗等均属于瘀血现象。甚至有些人干脆每天服用丹参、三七等,但是临床上发现,单纯应用活血化瘀药,效果并不明显。现代医学认为,冠心病发病是由于冠状动脉血管血流受阻,中医则认为胸痹病机乃是气血失衡。正常情况下,人体的气血之间需要维持一种平衡,使血液可在气的带动下循环流动,气靠血液提供能量,所谓气为血之帅,血为气之母,这就是气血平衡。如果这一平衡状态被打破,就会出现气滞血瘀、气虚血瘀。胸痹发病"气"为主导,治疗关键也是治"气",并非仅仅依靠活血化瘀。

有一位冠心病行支架术后的患者,曾植入 4 个支架,还安装了心脏起搏器,但仍有胸闷、胸痛的症状,服用瓜蒌薤白半夏汤加丹参、红花两周,效果不明显。后来我发现该患者胸闷的发作有两个特点,一是劳累后发作,二是气急后发作。这两种情况说明,一是气虚无力运血,二是气滞导致血瘀。细观患者舌象,有一块明显的青紫,这是血瘀现象,于是加入黄芪、檀香、桂枝、郁金,患者服用两周,病情明显好转。其实瓜蒌薤白半夏汤中的薤白也是补阳气的药物,只是力量相对较弱。

四、升降平衡

升降是自然界的一种现象,或者叫自然规律,太阳升起降落,春夏秋冬轮回,水汽上蒸,雨雪下降,都是升降,人既然是自然的产物,当然也适用升降规律。人体内部脏腑功能、气血运行,都是升降循环,或者说是升降平衡,升已而降,降已而升,如此循环往复,维持正常生命活动。如果升降平衡被破坏,就会发生疾病。

1. 病例一

曾有一位朋友约我去承德出诊,面诊患者,该患者为结肠癌术后,出现发热,腹胀,大便黑水,泻后腹胀痛不减轻。医院诊断为不完全性肠梗阻,予以灌肠、输液都无济于事。我判断此证属腑气不通,当降不降,有黑色水样便,说明里面有粪块阻塞,称之为"热结旁流"。遂应用大黄制剂——大承气汤,考虑患者身体较弱,加西洋参益气养阴。因为在住院期间,与主管医生商议后未经同意。我告知患者家属,要尊重主管医生意见,留下处方便离开了。约一周后,患者家属打来电话说:"你走后过了几天,病情仍不见好转,我们私下给患者服了一剂中药,当天排出许多粪便,第二天,腹胀明显减轻,发热症状也消退了。"此次问我中药是否还需继续服用。我遂告知患者家属,去元明粉,加木香、麦冬、陈皮,继续服三剂,停药。三天后患者可正常进食,目前患者一般状况良好。

2. 病例二

有一位经营食品加工的安徽人,在北京工作,2019 年 6 月,母亲患病,眩晕不止,伴恶心呕吐,当地医院诊断为脑梗死、椎动脉供血不足,予以输液治疗一个月,眩晕仍间断发作。遂就诊于北京某三甲医院,医生给予扩张血管的药物治疗,效果仍不明显,想寻求中医治疗,寻访至我处。患者疲乏无力,走路不稳,面色憔悴,食欲差,排便无力,舌质暗淡,脉细滑无力。此属中气不足,气血无法上行至头部,应补中益气,使气血上行至脑,药用黄芪、葛根、柴胡、党参、升麻、当归、赤芍、川芎、半夏、枳实、胆南星、全蝎、僵蚕。患者服药一周,症状明显减轻,一个月后,症状基本消失,至今未曾反复。这个方子出自益气聪明汤,是金元时期著名医家李东垣的方剂。

3. 病例三

有一位朋友在环保局工作,由于工作压力大,长期生活不规律,出现憋气,发作时感觉有一股气从腹部上冲到胸部,甚至咽喉部位,仿佛呼吸要停滞,同时胸闷、失眠、急躁,有时工作时发作,有时遇到急事、气急发作,非常痛苦。心血管造影检查未见异常,西医考虑自主神经紊乱,治疗效果不明显,口服抗焦虑、失眠药物也未有好转。

四诊合参后我发现该患者肝脉旺盛,因肝火上升,引动肺气上逆,再加长期操劳,心血耗伤,肾精亏损,心肾不交,五脏功能失去平衡。

给予疏肝、降气、养血、交通心肾,处方西洋参、柴胡、枳实、香附、郁金、木香、黄连、阿胶、当归、白芍、苏梗、藿香、枣仁,按压内关、太冲、神门。一周后,患者症状明显减轻,近期未再发作。该方剂主为调理肝气,使肝气勿升发太过,以降为主,兼以升提,可谓升降并用。

五、以肝为中心的情志平衡

肝气郁结,心血不足,思虑过度,人与社会平衡——与时俱进,肝主情志,主疏泄,人有七情,喜怒忧思悲恐惊,虽分属五脏,但肝是重要的情志调解器官,肝如果失于疏泄,便会导致情志紊乱,进一步影响五脏功能,所以中医有言——肝是"百病之贼",也就是说许多疾病都与肝有关,或者说与情志失调有关。当代社会,心理疾病已经成为一个严重的社会问题,甚至要代替心脑血管疾病的地位,因此,心理平衡是每个人必须要注意的问题。人的幸福感靠什么?美国哥伦比亚大学霍华德金森的幸福调查问卷表明,幸福不是靠物质维持,而是心里的淡泊宁静,即心理平衡。世界上本来就没有十全十美,人生更是如此,人生幸福指数不是来源地位、金钱,而是来源于内心。

1. 病例一

一名银行会计,既往有肺结核病史,已愈。2019 年因退休后郁闷,加之家中忙于装修,与家人吵架,突然出现发热、咳嗽、痰中带血的症状,到医院检查,结果显示肺部有一块小的阴影,无法定性,内心非常害怕,抗生素治疗半个月,未见好转。我以逍遥散加麦冬、黄芩炭、栀子、郁金、百合进行疏肝、健脾、润肺,患者服药后病情明显好转。

2. 病例二

一位山东人,某市设计院院长,工作非常出色,在本行业有一定威信。看到房地产利润较大,于是和朋友合作投资房地产,恰逢近两年房地产行业不景气,投入很多,但回收很慢,心理压力巨大,出现心悸、乏力、出汗、焦虑、失眠、大便不成形,非常痛苦。我以健脾胃、养心血为治则,为他调整心态,方选归脾汤加柏子仁、生龙牡、百合、知母,调理一个月,症状明显改善。

六、以脾胃为中心的脏腑平衡

人体内部有五大系统,这五大系统有两大核心,一是精神心理的核心,即心(现代医学所说的精神心理),二是物质的核心,即脾胃。所谓核心,就像是人体的定盘星,这两大核心互相关联,如果运转出现障碍,则会影响机体全身。以脾胃为例,脾胃主管人体水谷精微的运化,人体每天进食与排泄的量要维持一个平衡,现代医学叫代谢平衡。按照中医升降出入理论,则称为出入平衡,不管是出多入少(甲亢,中医称为肝火旺),还是入多出少(代谢综合征,高血脂、高血糖、高尿酸、肥胖,中医称为湿浊内盛),都是疾病,通过调理,使出入平衡恢复,便可干预这类疾病。这种调理应该以脾胃为中心,使人体运化功能恢复正常。

1. 病例一

一位从事电脑软件工作的男青年,28 岁,未婚,体重 90 kg,身高 170 cm,日间疲惫、困倦,易汗出,大便黏滞,舌苔黄腻,体检结果显示血脂高、转氨酶高,脂肪肝。我诊后予以中药黄芪、党参、半夏、荷叶、苏梗、黄连、苍术、白术、茯苓、郁金、薏苡仁、杏仁。患者服药一个月后,配合锻炼,体重下降 5 kg,精神明显好转,又坚持服药两个月,体重降到 80 kg,脂肪肝转为轻度,血脂下降,转氨酶正常,精神体力明显好转。

2. 病例二

一位合资企业财务主管,30 多岁,工作能力很强,唯一烦恼是身体超重,105 kg。白天精力差,脱发,汗多,面部油脂多,口苦、口黏,大便不成形、非常黏滞,体检显示血脂、血糖偏高,乙肝携带。他听过我的讲座,喝茵陈大枣水,口苦、出汗有所好转,大便改善不明显,减肥效果也不理想。我建议节制饮食,加强运动(最好结合游泳,减少下肢关节损伤),处方给予茵陈、茯苓、黄芪、防己、泽泻、苍术、白术、薏苡仁、荷叶、党参、黄连、虎杖、枳实。患者服药一个月,大便成形、畅快,身体感到明显轻松,白天精力旺盛,又自行依照原方又服药一个月,但出现大便干燥,羊屎状,食欲亢进,舌苔变少,我说这是祛湿过度,出现了新的不平衡,于是减荷叶、苍术,加玄参、麦冬、沙参,一周后,症状消失。

七、出入平衡

人体有许多种类的出入平衡,如进食与排便,饮水与排尿、出汗,呼吸等,涉及肺、脾、肾系统。中医讲脏腑平衡,实际上,全身五大系统都参与出入平衡,如饮水,胃是水进入人体的主要渠道,但是排出涉及肠道、膀胱、皮肤、呼吸等,包含脾、肾、肺等;呼吸,吸入的空气有氧气、二氧化碳以及许多有害的气体,这些有害物质,有的通过呼气直接排出,有些则进入血液,参与整体代谢,通过脾胃运化、肾的排尿、皮毛汗液排泄等途径排出,这些脏腑功能正常、互相协调,就会达到出入平衡,否则就会出现失衡,形成疾病。

人体出入平衡包括水、食物、空气。人每天呼吸新鲜空气、饮水、进食,是生命的基本要求,如何能够使其达到平衡,这需要全身各脏腑参与,如肺主呼吸,其平衡状态是吸入氧气,呼出废气(包含二氧化碳)。还有水和食物,也必须保持出入平衡,现代人生活方式容易导致出入失衡,运动相对较少,饮食不加节制,脾胃功能损伤,运化失常,这已经成为社会问题。

如一位患肺泡蛋白沉积症的女性患者,山东人,身体肥胖,平素喜食冷饮,喜饮啤酒。就诊时,呼吸困难,口唇发绀,在北京行肺泡灌洗,症状有所缓解,但总感觉不理想,而且需要多次肺泡灌洗。由于经济承受能力差,转为中医治疗。我通过分析得出,患者肺、脾、肾三个脏腑功能失调,必须综合调理,药用黄芪、葶苈子、白术、肉桂、茯苓、枳实、麻黄、杏仁、丹参、甘草、桑叶、党参、泽泻。该病虽然病位在肺,但与脾胃、肾都有密切关系,除以葶苈子、麻黄、杏仁、桑叶等宣肺、泻肺之外,还要以黄芪、党参、白术、茯苓、甘草健脾化痰除湿,所谓培土生金,同时肺主呼吸,肾主纳气,肺病日久,必累及于肾,故加肉桂温肾纳气。患者服用后病情进一步好转。嘱其坚持服药半年,复查CT,肺部阴影较前明显吸收。

八、肿瘤的平衡治疗理念

肿瘤的形成,原因很复杂,目前人类尚缺乏根治肿瘤的药物和方法,但从中医角度来讲,正邪相争是肿瘤治疗过程的主要矛盾,扶持正气、祛除邪气是治疗大法。只要保存充足正气,就能抑制肿瘤的生长和复发,就达到了治疗目的,如果不注意保存正气,单纯追求肿瘤的消失,不一定有好的结果。所谓达到新的平衡状态——人瘤共存,也是一种治疗方向。

1. 病例一

2015 年,一位服装店老板患甲状腺结节,去医院检查,大小为 4.3 cm ×2.7 cm,考虑恶性肿瘤不除外,建议手术,因其不想手术,又去别处就诊,有权威专家表示可以先保守观察一段时间再作打算。后经人推荐至我处就诊,我告诉她,这种病中医可以治疗,但是需要时间,三个月一个疗程。患者开始坚持服药。这种结节的形成多因肝气郁滞、脾失运化,痰瘀互结形成,本质是脏腑功能失衡,所以我从理气、健脾、消痰、化瘀、散结几个方面治疗。方中有几味特殊的药品,如三棱、莪术、山慈菇、生瓦楞子,长期服用会耗伤正气,为使患者可长期服药且不损正气,我加用黄芪、太子参、当归、白芍,益气养血,同时加生姜、大枣。

患者服用两个月,未出现任何不良反应。为使其安心,我嘱患者专门做了肝功能检查,结果显示一切正常,患者放心继续服药。三个月后,患者自行去医院复查彩超,肿瘤缩减到 0.3 cm×0.1 cm,可以不用担心了,于是我建议停药,平素注意保养正气,劳逸结合,放松心态,患者病情至今一直稳定。

2. 病例二

一位北京建工集团退休干部,胃癌术后化疗,周身青紫,肿瘤标记物很高,化疗后下降,随之反复,主要表现为胃胀、嗳气、口苦,畏凉食,大便不成形,舌紫暗,苔黄腻,脉弦滑。患者非常紧张,既害怕化疗的不良反应,又担心复发。到我处就诊,我表示可发挥中医的优势,调理平衡,扶持正气,当然还要加入一些解毒药物,但调理平衡是主线。

从临床表现看,这个患者存在升降失衡,寒热失衡,治疗首选半夏泻心汤、升降散加减。患者服药后,腹胀、嗳气、大便等情况逐渐好转,一个月后,化疗导致的全身青紫逐渐消失。三个月后,患者给我看复查的化验单,指标一切正常。因此,从这个病例可见,肿瘤患者其实就是肿瘤生长因子与正气之间失衡,正气压倒邪气,患者预后就好;反之,自身缺乏抑制肿瘤的能力,手术、放疗、化疗则都无法从根本上解决问题,即便是暂时解决问题也会复发,而中医的这种调理平衡手段,正是扶持正气的根本方法。再有,对于这种调理,需要有一定的信心和恒心(患者和医生都一样),如果无法坚持,也很难达到预期效果。

九、寒热错杂平衡

人是一个复杂的整体,许多疾病会出现寒热并存的现象,这时,若要恢复寒热平衡,就要寒热并用,中医许多方剂中的药物都是寒热并用。例如,半夏泻心汤本是治疗心下痞满,即胃脘部位有一种堵闷感,许多慢性胃炎都有这种症状,这种证候的病机就是寒热错杂存在于中焦,阻滞中焦气机,因而导致上下不通。张仲景在治疗这种病证时,不是用理气的药物(像厚朴、枳壳等),而是用辛开苦降的半夏泻心汤(半夏、人参、黄连、黄芩、干姜、甘草),寒热恢复平衡,中焦气机恢复顺畅,痞满的症状就消除了。临床上对于慢性胃炎出现胃脘堵闷症状的患者,用这一方剂大多有效。

《伤寒论》中还有一个寒热并用的代表方,即乌梅丸。乌梅丸是治疗蛔厥还有久痢的,现在蛔厥患者虽然很少,但慢性腹泻的患者很多,通过辨证发现他们体内既有虚寒也有湿热,要想治愈,必须使寒热平衡恢复,乌梅丸便符合这类病情。

1. 病例一

一位慢性溃疡性结肠炎患者,既往有 30 年病史,曾用磺胺吡啶治疗,好转后复发,迁延多年不愈。我询问患者畏寒还是畏热(中医问诊必须要问),患者回答都不畏惧,但是畏食冷饮和辛辣,这就是过寒过热都不可,以乌梅丸为主方加减,药用乌梅、附子、黄连、干姜、黄柏、肉桂、细辛、蜀椒,人参、当归。该方中明显热性药物较多,患者大便带脓血,肛门灼热,还必须加一些解毒的凉性药物,如败酱草、蒲公英,患者服药一个月,效果良好,后来感冒,咽喉疼痛,就将热性药物减掉,感冒痊愈后未将热性药物加入,结肠炎又反复发作,于是又加入附子等热药,两周后症状好转,又坚持服用三个月,基本恢复正常。

2. 病例二

有一位女性患者,32 岁,面生痤疮,平素小腹发凉,痛经,两年前曾怀孕一次,流产,后两年未孕,脾气急躁,大便不成形,这是寒热错杂,上热下寒。女子胞宫不可偏寒或偏热,需有一个相对平衡的环境,尤其容易出现宫寒,这也是导致不孕的常见原因。正如傅青主所说:"寒冰之地,不生草木,重阴之渊,不长鱼龙。"予以傅青主温胞饮(人参、杜仲、菟丝子、附子、肉桂、芡实、白术、山药、巴戟天、补骨脂)加黄芩、栀子、柴胡、僵蚕,这个方子以温暖胞宫为主,有清上焦之热,同时以柴胡调理气机,使上下交通,达到寒热平衡。患者服用后面部痤疮逐渐好转,痛经减轻,一年后怀孕。

3. 病例三

有一位箱包加工商老板,河北白沟人,女性,50岁,平素周身关节疼痛肿胀,每当爬楼和遇风寒加重,白天上身热、出汗、烦躁,但四肢和腰以下发凉,曾服用"金匮肾气丸、更年康",未见明显效果。因考虑患者肝气郁滞,气机不畅,导致阳气分布不均匀,出现上热下寒,于是我以四逆散加青蒿、黄芩、桂枝治疗,调理气机,平衡寒热阴阳。患者服药一个月后,关节仍疼痛肿胀,但上热下寒现象消失,出汗减少。后在原方基础上加当归、羌活、独活、鹿衔草、川牛膝、防己,患者持续服药三个月,关节疼痛明显减轻,肿胀消失。

十、表里不和平衡

中医治病有一个特点,就是运用整体观念,在诊断疾病时,经常运用由表知里概念,通过观察体表变化,测知体内病情,说明表里是统一的。表里之间有非常密切联系,体表出现问题要联系内脏,不论感冒还是皮肤病的治疗都是这样。

感冒常见的症状有咳嗽、咽喉不适,中医从肺论治,如桑菊饮、银翘散。对于皮肤病,中医的治疗理念是调内治外,因为皮肤病其实就是表里失衡的外在表现,如血虚、血热、湿热,这些病理改变反映到皮肤就是红疹、水泡、瘙痒等,临床许多皮肤病患者都是用调理体内的方法治疗痊愈。

1. 病例一

北京有一位患者,过敏性风疹多年,瘙痒难忍,每次发作都去医院输液脱敏治疗,需将近一个月才可缓解,后找中医治疗。平素睡眠差,月经少,对花粉、冷空气等都过敏。中医认为,属于血虚受风,病位在血分,因肺主皮毛,心主血脉,又和肺、心相关,于是以凉血、祛风、宣肺的方法治疗,药用自制祛风汤:浮萍、麻黄、黄芩、栀子、川芎、当归、赤芍、生地、防风、地肤子、蛇蜕、蝉蜕等,取得良好效果。

2. 病例二

有一位国企后勤处处长,平素喜饮酒,但近期出现下肢皮肤瘙痒、红疹,西医皮肤科诊断为湿疹,给予一些外用药物,使用后症状明显减轻,第二天有应酬,饮酒量多,晚上就又开始瘙痒,皮肤出现红疹,再用药物涂抹,症状又减轻,如此反复,红疹面积不断增大,药物使用后效果也不再明显。西医建议戒酒,但患者不饮酒皮肤也感到瘙痒。观其症状,面部浮红,口气重,口苦,大便黏滞,舌苔黄腻,脉象弦滑,我判断这是湿热在皮肤的表现,应该清利湿热。患者问几天能痊愈,我表示没有那么快,可能几个月的时间。患者露出犹豫的表情,我解释:这种病虽然看起来是一个简单的湿疹,但你体内的湿热形成时间较长,而这种湿热缠绵难愈,短时间很难根除,古语说"内科不治喘,外科不治癣",就是这意思,不过请放心,这种病如能坚持中药治疗,效果一般会很好。于是我用苦参、黄连、白鲜皮、栀子、蛇蜕、薏苡仁、赤芍等治疗,一周后,患者皮肤不再瘙痒,但皮疹仍在。患者服药三个月,皮疹基本消退。

3. 病例三

有一位朋友,2018年工作调动如愿以偿,从广州调至北京。但是因环境改变不适应,工作后三个月反复感冒,总是咳嗽、咽痛,黄痰白痰夹杂,口黏口苦,小便黄,多汗,畏寒畏风。打针、输液、服用抗生素都未见效。我春节后见到他,面色浮红,精神疲惫,困倦,强打精神上班,我建议服用中药调理,朋友问自己的病因,我说内实外虚,或叫内热外寒,内热是湿热,外寒是虚寒,生活缺乏规律,饮酒,思虑,脾胃受伤,湿热内生,体表卫气不足,汗液不能内守,所以汗多,遇风遇寒易感冒,免疫力差。朋友表示有人推荐服用玉屏风散,我答:不可,你体内有湿热,服用玉屏风散会将邪气留住,这叫闭门留寇,应该先清理湿热,兼用桂枝汤调和阴阳(桂枝汤是调理阴阳的基础方)。当时处方:桂枝、白芍、黄芩、杏仁、防风、苍术、白术、薏苡仁、僵蚕、蝉蜕、桑叶、生甘草、桔梗、连翘、茵陈。朋友服药两周,病情明显好转,后三个月未再感冒。

十一、人与自然平衡

所谓顺应自然,重要的是适应,现代科学技术发展很快,人类固然能够对自然施加一定影响,但主要还是适应自然,实现人与自然之间的和谐,所谓天人合一是理想状态。

1. 病例一

一位陕西信贷公司高管,因平素生活缺乏规律性,晚上 12 点以前未睡过觉,第二天上午补觉,日久出现白天精神萎靡的情况,食欲不振,夜间失眠,代谢指标血糖、血脂、尿酸偏高。我建议停止夜间工作,晚上 10 点以后做睡眠准备,嘱其坚持服用健脾、养血、安神药物(太子参、苍术、白术、茯苓、薏苡仁、藿香、苏梗、陈皮、半夏、茵陈、夜交藤、炒枣仁、砂仁、黄连)。患者照做,三个月后病情明显好转。

2. 病例二

有一位大学哲学老师,本是北方人,十几年前去了南京工作,因不适应环境,逐渐出现头昏沉,乏力,大便不成形、黏滞不爽。这是典型的湿气偏盛证候,是环境改变导致,是人与自然之间的平衡被打破。患者自服用藿香正气片,症状稍微好转,但又出现烘热出汗,月经量少,小腹畏寒,这又是一种新的不平衡现象——上热下寒,阴虚夹湿,我以参苓白术散、四逆散加入秦艽、黄柏、青蒿、知母治疗,患者服药后两周,症状明显减轻。

第五章　郁证理论

第一节　郁证理论概述

一、概述

最早记述"郁"的中医学专著是《黄帝内经》："木郁达之,火郁发之,土郁夺之,金郁泄之,水郁折之。"郁,一是指疾病病机,是引发疾病过程中人体的气血功能、脏腑功能郁滞不通的病理状态,如朱震亨所言"气血冲和,万病不生,一有怫郁,诸病生焉,故人身诸病,多生于郁";二是指一类病证,是情志怫郁造成气机郁滞不畅,主要症状表现为心情抑郁、易怒欲哭、胸胁胀闷不舒等。

郁有广义和狭义之分。广义的郁,包括外邪、饮食、情志等因素所致的郁在内;狭义的郁多由情志不舒、气机郁滞而致病,即情志之郁。情志因素是郁证的主要致病原因,如徐春甫谓:"郁为七情不舒,遂成郁结,既郁之久,变病多端。"随着社会竞争日益加剧和生活节奏的加快,工作的紧张,身心的疲劳,情感的失落以及退休、失业、下岗等带来的巨大压力,越来越多的人出现身体和精神健康状态不佳,呈现亚健康状态,而导致亚健康状态的主要因素就是"郁"。

二、病因病机

1. **基本病因**　七情致郁,郁生百病,疾病的发生虽然是错综复杂的,但总不外乎机体本身条件和致病因素两方面。人们认为:郁的发生不只是外在条件、情志刺激、环境变化所致,而与脏腑之气的盛衰密切相关。

(1)素体多虚(抑郁体质):体质是人群中个体在其成长、发育和衰老过程中形成的功能、结构、代谢上的特殊性,它决定了对某些致病因素的易感性及其产生病机变化的倾向性。正如《灵枢·五变》篇曾以斧斤伐木为比喻论体质说:"木之阴阳,尚有坚脆,坚者不入,脆者皮弛,至其交节,而缺斤斧焉。夫一木中,坚脆不同,坚者则刚,脆者易伤,况其材木之不同,皮之厚薄,汁之多少,而各异邪。夫木之蚤花先生叶者,遇春霜烈风,则花落而叶萎;久曝大旱,则脆木薄皮者,枝条汁少而叶萎;久阴淫雨,则薄皮多汁者,皮溃而漉;卒风暴起,则刚脆之木枝折扰伤;秋霜疾风,则刚脆之木根摇而叶落。凡此五者,各有所伤,况于人乎。"因此,素体多思多虑多疑之人,在诱因作用下,更易发生郁。

(2)脏腑之气虚弱:脏腑之气及正气,中医学很重视人之气,认为内脏功能正常,正气旺盛,气血充盈,气机运行无碍,卫外,病邪难以侵入,疾病无从发生。《素问遗篇》云:"正气存内,邪不可干。"只有脏腑功能失调,其气虚衰的情况下,一方面,由于脏腑之气不足,功能失于正常发挥,无力运行气血,则气机升降异常,而使气机郁滞,诸郁丛生,即《证治汇补》所谓:由本气自郁而生病者;另一方面,脏腑之气虚衰,对外界刺激的耐受性及其相关情志的敏感性密切关系。《灵枢·本神》云:"肝藏血,血舍魂,肝气虚则恐……心藏脉,脉舍神,心气虚则悲。"可见人之正气及脏腑之气不足,易使情绪不畅,抑郁成疾。

(3)情志刺激:明代张介宾曰"情志之郁,则总由乎心",并把情志之郁进一步细分为忧郁、思郁和怒郁三种类型,将其致病原因、受病脏腑、临床症状以及治疗原则都论述得较为具体,他还在《类经·会通类》中汇集《黄帝内经》二十八条经文,试图贯通所有情志病。

一般来说,情志是指喜、怒、忧、思、悲、恐、惊。是素体对外界刺激的客观反应,一般情况下,并不致病。如清代费伯雄所云:夫喜、怒、忧、思、悲、恐、惊人人共有之境。若当喜而喜,当怒而怒,当忧而忧,是即喜、怒、乐、发而综上所述皆中节也。而且人之情志舒畅,精神愉快,性情开朗则气机通畅,气血调和,脏腑功能协调,正气旺盛而不病。若情志不畅,暴受惊恐,或霄怒久伤,性情抑郁,精神苦恼,皆可使脏腑所耗,即:喜伤心、怒伤肝、思伤脾、悲伤肺、恐伤肾,阴阳失血失调,气机郁滞不畅,而生郁疾。

生活条件、社会、环境、工作场所、仕途境遇对郁的发生和发展也有非常密切的关系。狭隘之人,以细末之得失而酿疾。久经不愈,重利之辈,因尺寸之进退而伤情,瞬间而遭殃。斤斤计较,得陇望蜀,夫欲壑之深,未得平时,况平复求溢。心有不足常生悉怒,何炳不生,故人必气平心和随遇而安,方可因知足而常乐,心自平常,五脏即安,何病之有。

2. **基本病机** 气机郁滞导致肝失疏泄、脾失健运、心失所养,脏腑阴阳气血失调。病位主要在肝,但可涉及心、脾、肾。病理性质初起属实,日久属虚或见虚实夹杂。

三、辨证要点

郁的辨证要点主要在于两方面:①辨明受病脏腑与六郁:郁的发生主要为肝失疏泄、脾失健运、心失所养,应根据临床特征,辨明其受病脏腑侧重之差异。郁以气郁为主要病变,但在治疗时应辨六郁。一般来说,气郁、血郁、火郁主要关系于肝;食郁、湿郁、痰郁主要关系于脾;而虚证则与心的关系最为密切;②辨别证候虚实:实证病情较短,表现精神抑郁,胸胁胀痛,咽中梗塞,时欲太息,脉弦或滑;虚证则病已久延,症见精神不振,心神不宁,心慌,虚烦不寐,悲忧善哭,脉细或细数等。

1. 气郁证 《丹溪心法·六郁》云:"气郁者,胸胁痛。"气郁证症见胸胁满闷,两胁疼痛。肝经循行两胁,故胁痛多属于肝。《金匮钩玄·胁痛》云:"肝火盛,木气实。"《脉因证治·胁痛》又有:"肝木气实火盛,或因怒气大逆,肝气郁甚,谋虑不决,风中于肝。皆使木气大实生火,火盛则肝急,瘀血、恶血停留于肝,归于胁下而痛。"认为胁痛多由恼怒伤肝或瘀血、恶血滞留两胁所致。

2. 湿郁证 《丹溪心法·六郁》云:"湿郁者,周身走痛,或关节痛,遇阴寒则发。"湿郁证症见周身或关节疼痛,湿为阴邪,易侵袭阴位,其性重浊,故其关节沉重疼痛,遇寒加重,得温痛减。正如《丹溪治法心要·湿》所说:"诸湿客于腰膝,重痛,足胫浮肿。"

3. 痰郁证 《丹溪心法·六郁》云:"痰郁者,动则喘。"痰郁证症见痰黏胶固,吐之难出,动则气喘。朱丹溪在《丹溪治法心要·痰》中将痰分为六种,"有湿、有热、有寒、有风、有老痰、有食积",症状各有不同,"痰热者,多挟风,外证为多,或成块吐咯不出""湿痰多软,如身倦体重之类""风痰多见奇证""眩晕嘈杂乃火动其痰""喉中如有物,咯不出,咽不下",并认为痰之为物,在人身随气升降,无处不到,无所不去,百病兼之。

4. 热郁证 《丹溪心法·六郁》云:"热郁者,瞀闷,小便赤。"热郁证症见瞀闷目赤,小便赤。热郁上焦,见瞀闷,心与小肠相表里,心火下移小肠则见小便赤。正如《丹溪治法心要·浊》云"赤山小肠属火故也""小便浑浊,热也;赤者,心虚,多因思虑而得"。

5. 血郁证 《丹溪心法·六郁》云:"血郁者,四肢无力,能食便红。"血郁证症见疲乏无力,饮食尚可,便红。《丹溪治法心要·翻胃》云:"血郁于上,积在隔间,有碍气之升降,津液因聚而为痰、为饮,与血相搏而动。"血郁气滞,四肢缺乏濡养而疲乏无力,饮食尚可,血郁随便而出,故见便红。

6. 食郁证 《丹溪心法·六郁》云："食郁者,嗳酸,腹饱不能食。"食郁证症见嗳气吞酸,腹部饱胀,食不能入。如《丹溪治法心要·嗳气》中解释到"嗳气吞酸,此系食郁有热,火气上冲动",《丹溪治法心要·吞酸》云："湿热郁积于肝之久,不能自涌而出,伏于肺胃之间",饮食积滞化热,伏于肺胃所致。

四、治疗原则

理气开郁、调畅气机、怡情易性是治疗郁病的基本原则。实证,首当理气开郁,并应根据是否兼有血瘀、痰结、湿滞、食积等而分别采用活血、降火、祛痰、化湿、消食等法。虚证则应根据损及的脏腑及气血阴精亏虚的不同情况而补之,或养心安神,或补益心脾,或滋养肝肾。虚实夹杂者,又当视虚实的偏重而虚实兼顾。本病初起多实,日久转虚或虚实夹杂。本病虽以气血湿痰火与此同时六郁邪实为主,但病延日久则易由实转虚,或因火郁伤阴而导致阴虚火旺、心肾阴虚证;或因脾伤气血化生不足,心神失养,而导致心脾两虚之证。本病虽然预后一般良好,但必须重视情志调护,避免精神刺激,防其病情反复波动,迁延难愈。

在日常生活中每个人都要时时刻刻讲究心理卫生,处处修身养性,经常保持良好心境,避免不良情绪的发生。做到多喜,少悲,忌忧,慎思,制怒,除恐。让我们在生活中学会驾驭情志,适应生活,努力使自己成为情志的主宰者,这才能真正做到"恬淡虚无,病安从来"。

第二节 郁证理论的临床应用

人体生命活动三大要素——气、血、水,气、血、水运行通畅,是人体生命活动健康的基础,一旦出现郁滞,就会产生疾病。解决气、血、水的郁滞,是治疗疾病的根本措施。在三者当中,气郁是最重要的因素。所以说,百病生于气,始于郁。治郁之法,以通为主,有时要结合扶正,所谓通补兼施,使气血通达,阴阳自能归于平衡。人体有很强的自我修复能力,患病后不可总盯着局部病变,要着眼全身,要重视人体整体的气机升降出入和阴阳平衡,也就是正气。所谓治病先治人,这样才能取得最终的疗效。如肿瘤的治疗、心脑血管病的治疗、焦虑抑郁的治疗都是如此,气血通畅是阴阳平衡的保障,而阴阳平衡是人体无病的特征。

一、肝气郁滞

百病生于气,始于郁。这里的气,主要指不良情绪导致的气机紊乱,所涉及的脏腑主要是肝脏,因为肝主气机,肝气不舒最容易导致气郁。

朱丹溪根据自己临床经验,提出气、血、痰、湿、食、火六种郁证,而气郁是六郁之首。朱丹溪是金元时期著名的医学大家,后世称其滋阴派鼻祖,曾经提出阳常有余,阴常不足,善于治疗杂病,他创造的越鞠丸是治疗郁证的代表方,药用苍术、神曲、香附、川芎、栀子。

气郁首先表现为肝气不舒,最具有代表性的就是情绪出现问题。肝主情志,因而往往出现情志不畅、焦虑不安、胁肋胀痛、月经失调。治疗肝气郁滞常用以柴胡为君药的方剂,如四逆散、小柴胡汤、柴胡疏肝散、逍遥散等,它们各有侧重。如年轻女性出现月经不调,大多都是肝气不舒造成。中医认为肝是女子的先天,主冲脉和任脉,主藏血,而这都和月经相关,所以中医调经,主要是疏肝解郁,调理冲任。代表方为调肝理血汤,其实就是柴胡疏肝散加减:柴胡 12 g,川芎 12 g,当归 10 g,香附 12 g,白芍 15 g,红花 10 g,党参 15 g,益母草 20 g。

1. 病例一

伊某,女,22岁,在读大学生,2017年6月17日以"心前区闷痛一年余"为主诉就诊。心前区闷痛、憋气,情绪波动时加重。就诊时闷闷不乐,抵触情绪明显,由家长强行带来看病。曾做运动平板实验未见异常,食欲差,腹胀痛,烧心、反酸、打嗝,近半年恶心呕吐,觉腹部硬,胃镜检查显示十二指肠反流,眠差易醒,二便正常。月经几月一行,带下量可。平素性急易怒。情绪低落,面色㿠白,舌暗红,苔薄白,脉沉细。予以柴胡疏肝散加归脾汤加减:柴胡12 g,枳壳15 g,香附12 g,川芎12 g,白芍15 g,合欢花10 g,当归10 g,红花10 g,黄连9 g,生晒参10 g,黄芪30 g,炒酸枣仁20 g,茯神30 g,砂仁10 g,佛手15 g,竹茹10 g。两个月后,患者主动复诊,当时竟然没有看出是那位精神郁闷的女孩,女孩胸闷消失,月经正常,精神活跃,胃部症状消失。

2. 病例二

肝气郁滞可以导致女性月经不调,也可以造成不孕。一位美国女教师大学毕业后到中国工作,从事经济教育,并且找了一位中国小伙结婚。由于双方工作都很忙,工作压力大,结婚前两年无生育计划,男方家长有些不满意,时常催促,结果又过了两三年未孕。就诊于许多三甲医院,也采取过一些治疗措施,仍未孕,经人介绍至我处寻求中医治疗。诊脉后,丈夫无问题。妻子月经不调,痛经,小腹发凉,腰酸疼痛,经常情绪郁闷,食欲差,胁肋胀痛,大便不成形,这是典型的肝气郁滞导致的气血运行紊乱,脾胃、肝肾都受到影响,即先后天都出现问题。于是我以柴胡疏肝散合四君子汤加入温补肝肾的药物治疗:柴胡12 g,川芎12 g,香附12 g,当归10 g,白芍15 g,茯苓15 g,白术15 g,山药15 g,杜仲15 g,牛膝15 g,桂枝10 g,炮姜10 g,党参15 g,沙苑子15 g,菟丝子15 g。先解决肝郁,使冲脉和任脉通达,同时调理脾胃、补肾,先天后天充足便可受孕。患者服药不到一个月,症状消失,

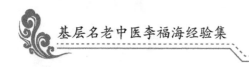

后来给我来信,成功怀孕,现在孩子已一周岁。

二、气郁化火

气郁日久,可以化热化火,所谓气有余便是火。人们平素所言"上火",多为内热,大多因肝气郁滞日久产生。如肝气郁结,除了情志不畅,往往有急躁现象,头痛头晕,眼睛红赤,口苦,这就是肝火。肝阴损伤,还可出现手足心热、潮热盗汗。有时肝气郁滞还可引起手足发凉,面部痤疮,治疗这类痤疮主要是发散火郁,代表方为四逆散合升降散加减:僵蚕 12 g,蝉蜕 12 g,片姜黄 12 g,酒军 9 g,防风 12 g,芥穗 12 g,赤芍 15 g,生薏苡仁 30 g,虎杖 15 g,栀子 10 g,连翘 12 g。如果手足发凉明显,可加入桂枝、生姜。

1. 病例一

有一个酒店领班,大学毕业后两年,工作出色,领导重视,计划进一步提拔,但是这位领班近期因相亲问题苦恼,脸上逐渐生出许多痤疮,严重影响形象,如果不治疗则会影响工作,于是去空军总院就诊,外用内服药物治疗一个多月,不仅未见明显效果,而且痤疮越来越多,转为寻求中医治疗。观其症状,面部广泛红色丘疹,部分可见脓点,轻度瘙痒疼痛,四肢发凉,痛经,大便不畅、干燥,舌质红,苔黄腻,脉弦细,最近脾气明显急躁。这是典型的气郁化热,如果不解决气郁的问题,痤疮就不会消退。我以升降散加四逆散和黄连解毒汤加减治疗:僵蚕 12 g,蝉蜕 12 g,片姜黄 12 g,酒军 9 g,虎杖 15 g,栀子 15 g,连翘 15 g,生薏苡仁 30 g,黄连 9 g,黄芩 15 g,柴胡 12 g,赤芍 15 g,枳壳 15 g。所谓火郁发之,是让体内热毒有出路,不可见到热毒就单纯想到解毒。患者用药两周,痤疮明显减轻,一个月后,基本消退,又调理月余,痊愈。

临床上许多发热疾病,或多或少存在郁的问题,有的是阳气闭郁发热,有的是外来邪气闭郁而发热。治疗方法是发散,所谓火郁发之。许多治疗热性疾病的药物都有发挥发散作用,如栀子、薄荷、牛蒡子、黄芩、石膏、金银花、僵蚕、蝉蜕等,都是以发散之法使邪有出路,病情便可缓解。

2. 病例二

我有一位朋友是投资商老板,事业成功,经常满面红光,工作热情非常高。近年经常出现头晕、头痛,血压、血脂、血糖偏高,大便黏滞、不畅,尤其工作不顺时容易发火,急躁易怒,每次都让我给他开点中药调理。根据他的情况,我开的都是发散火郁的药物。升降散、柴胡疏肝散、黄连解毒汤加减:僵蚕 15 g,黄连 9 g,木香 9 g,虎杖 15 g,柴胡 12 g,黄芩 15 g,蝉蜕 12 g,牡丹皮 12 g,栀子 15 g,白芍 15 g,枳实 15 g,决明子 15 g,片姜黄 10 g,郁金 12 g,香附 12 g,酒大黄 9 g。他每次服用一周,症状就会有所缓解。

一个月前,这位朋友出现牙痛,抗生素治疗无效,还出现胃部不适,他问安宫牛黄丸是否可以服用,我说不对症,贵药也无效,还是给他以发散火郁的方剂治疗,加入石膏 30 g,三天后牙痛消失。

这位老板经常发火,过后自己也感觉不好意思。我有一次跟他说,每个人体质不同,有的人阳气不足,精神不振,工作热情不高,不容易生火;有的人阳气偏旺,平素表现精力充沛,工作热情高,容易事业成功,但也容易生火,要注意调理,否则一是影响工作,二是影响健康,严重还会出现肝阳上亢、中风等。他询问应该怎样调理,我告知:一是适当进行药物调理,发散火郁,给邪气出路,如二便要保持通畅,二便不利时要及时调整;二是要保证汗出顺畅,尤其夏季,不可在空调环境停留太久;三是有肝火要发散出去,或转移注意力,或找人倾诉,使肝气舒畅。他依照我的嘱咐,现在上火现象比原来少了很多。

三、阳气闭郁

正常情况下,人体阳气运行流畅,维持正常体温,有一定免疫力,脏腑功能发挥正常。如果气机郁滞导致阳气运行受阻,人体就会出现局部畏寒(阳气运行不到之处失去阳气温煦),同时局部化热(阳气运行不畅郁滞化热),表现为周身皮肤怕冷,或手足冰冷,肢体疼痛,女性小腹发凉,痛经,大便可干燥,也可黏滞,性情急躁,面部多痤疮,舌苔偏黄,脉象弦滑有力。治疗常以疏肝解郁、温经通阳为法,代表方为柴胡疏肝散加桂枝汤。

1. 病例一

李某,女,50岁,身紧僵硬多年,自述产后久居阴冷潮湿之地,渐出现身紧僵硬,平素遇事斤斤计较,得陇望蜀,欲壑之深,未得满足,后来参与炒股,逢股市下跌,赔钱较多,于是精神抑郁,逐渐出现畏寒症状,并不断加重,甚则体温偏低,曾用针刺放血疗法,知觉有所恢复,后又反复。就诊时,身紧僵硬,皮温低,测体温 35.5 ℃,自觉心烦,寐差,纳可,偶有腹痛、便溏,平素急躁易怒,情绪低落,舌暗红,苔白腻,脉沉弦细,有力。

这是产后血虚,阳气郁滞,治疗应该疏肝养血、温经通脉、解肌祛风,以柴胡疏肝散合桂枝加葛根汤加减:北柴胡 12 g,桂枝 12 g,葛根 30 g,当归 12 g,羌活 15 g,川芎 12 g,细辛 3 g,麸炒枳壳 15 g,炒白芍 15 g,荆芥穗 15 g,鸡血藤 20 g,炙甘草 6 g,生黄芪 30 g,生姜 8 g,炙香附 12 g,全蝎(盐水)6 g,炒苍术 15 g,制附子 6 g。

两周后复诊,腰后身冷明显减轻,稍有身痛,较前明显缓解,舌暗红,苔黄腻,脉沉细。加炒薏苡仁 30 g,栀子 15 g,去附子、细辛。这是阳郁化热,且为湿热,减少温热药物,加入清利湿热药物,以达平衡。前后调理三个月,诸症消失,停药。

真正的纯阳虚和阴虚体质都不多见,只是在疾病某一阶段的反应。阳虚一般是各种原因造成的阳气损伤,或者年龄增长,阳气自然衰减,出现身体畏寒,乏力困倦,浮肿便溏,完谷不化,舌淡,六脉沉细无力。这时人体功能极度衰弱,呈现生命力减退的迹象,治疗应该单纯温补阳气,如金匮肾气丸、四逆汤。而阴虚表现主要是虚热,或称为烘热出汗,盗汗,舌红少苔,脉细数,是阴阳力量的对比出现明显失衡,表现为相对的阳气亢进现象,其基础是阴虚,不论是热病损伤阴液,还是年龄增长阴液自然减少,治疗多以六味地黄或知柏地黄丸为主,但临床上很多时候它们是交替出现的。

2. 病例二

一位 50 岁女性干部,既往畏寒,冬日手足冷,夏日不敢吹空调,这是气机郁滞导致的阳郁现象,近一年性情急躁,常与家人发生口角,甚则无缘无故发脾气,烘热出汗,夜间盗汗,停经,自服六味地黄丸无效。到我处就诊,自诉冬季畏寒,夏季怕热,平时畏寒更多,偶尔发热,热后觉冷。我判断该患者虽然有阴虚现象,但仍存在阳气郁滞,不可单纯滋阴,必须配合疏解阳郁,给予四逆散加青蒿鳖甲汤治疗:柴胡 12 g,桂枝 10 g,白芍 15 g,当归 12 g,川芎 12 g,青蒿 15 g,鳖甲 20 g,生地 15 g,知母 10 g,牡丹皮 10 g,枳壳 15 g,炙甘草 6 g。香附 12 g,川芎 12 g。四逆散既可疏解肝郁,又可升发阳郁,如果畏寒严重,可加桂枝或干姜。调理一段时间后,患者病情明显好转。

四、中气郁滞

1. 病例一

中焦之气主要指脾胃功能,也是一身升降的枢纽。胃气以降为顺,脾气以升为健。轻微的升降失常表现为胃胀、嗳气、疼痛、大便干燥或不成形,即平素所言的消化系统疾病。治疗主以疏通中焦气机为法,其中,胃气以顺降为主,脾阳以升清为主。

一位警官患结肠炎多年,每天天不亮排便,一日 4～5 次,不成形,曾服用西药和中成药物,未见明显效果。白天精神差,形体偏瘦,头晕乏力。平素喜饮啤酒,精神经常紧张,曾受过惊吓。这是由于饮食因素和精神因素导致的脾阳被郁,不能升清,我以补中益气汤合小柴胡汤调理两月余,患者痊愈。

2. 病例二

现代人生活节奏快,脑力劳动多,每天都接受无数新生事物,思考各种问题,于是心血、肝血耗伤较多,最容易出现情志问题,因此,最近二十年,现代医学派生了一个新的病种——心理疾病,或叫身心疾病。其实中医学在两千年前就提出形神合一的理念,将主管神志的心称为君主之官,即最高司令,而且每一脏腑的功能都与情志相关,所谓喜怒忧思悲恐惊,心肝脾肺肾,足可见中医对神经思维的重视。因此,从中医角度来讲,人体许多疾病的发生都与情志相关,相应地治疗上也必须重视情志。对于脾胃病,尤其是消化系统疾病,许多人只强调饮食因素的作用,当然饮食不当确实是消化系病发生的重要因素,但绝不可忽视精神情志的作用,许多慢性胃肠疾病如慢性萎缩性胃炎、肿瘤、结肠紊乱等,都与不良情绪相关。

一位建筑老板,40 余岁,事业一帆风顺,近两年工地连续发生两起恶性事故及经济纠纷,开始出现失眠、急躁、焦虑。最近几个月胃部满闷,有时疼痛,有一股气从腹部上冲到咽喉,稍作即逝,起初以为是心脏病,行造影检查未见异常,但整天头晕乏力,精神萎靡不振,茶饭不思,胃脘胀痛,睡眠多梦,大便不成形。我建议行一次胃镜检查,结果显示萎缩性胃炎,伴糜烂,肠化,有异型增生,反流,西医建议服用奥美拉唑,三个月后复查。用药两个月,起初有效,后来无效。患者思想压力很大,我说:此病发展很慢,根源在于长期的不良情绪,气机郁滞导致脾胃功能失常,气滞导致血郁,又进一步影响气机,这种恶性循环不终止,病情就不会好转,如果解决了气机郁滞的问题,病情就会慢慢好转。第一,调整思维和心态,专心养病,享受生活;第二,节制饮食,切忌每天食用大量香辣之品和补品,少食,七成饱最佳;第三,适当活动,帮助脾阳升清。做到这三点,再配合中药,便可痊愈。

作为一个患者,遵循医嘱是治愈疾病的前提,否则疗效就会大打折扣。这位患者同意我的建议,于是我便以半夏泻心汤、柴胡疏肝散、贝及散加减治疗:炙黄芪 30 g,太子参 15 g,半夏 10 g,柴胡 12 g,陈皮 12 g,苍术 15 g,白术 15 g,茯神 20 g,黄连 9 g,黄芩 12 g,干姜 9 g,香附 12 g,竹茹 10 g,白及 10 g,浙贝 12 g。这一方剂首先保证中气运转,随后舒畅情志,调理气机升降,化解胃肠湿热。两周后,患者病情好转,同时患者自己也调整了心态,六个月后复查胃镜,萎缩性胃炎和异型增生好转。

3. 病例三

如果中焦气机升降失常进一步发展,影响运化,现代医学讲的代谢、肥胖、高血脂、高血糖、高尿酸等均会发生,这些疾病多是由于中焦气机升降功能郁滞而成,治疗应以调畅中焦脾胃的升降为主。代表方为运脾化浊汤:黄芪 30 g,党参 15,苍术 15 g,白术 15 g,半夏 10 g,郁金 15 g,薏苡仁 30 g,苏梗 15 g,荷叶 15 g,茯苓 15 g,枳实 15 g。

中年以后,发病率最高的慢性病恐怕便是代谢紊乱。40 岁以上人士,高血压、高血脂、高血糖、高尿酸、肥胖、脂肪肝的发病率将近达到 1/4,随着年龄增长,发病率也越来越高,这些都是引起心脑血管疾病的危险因素。为何会出现如此之多的代谢紊乱呢?这与当前人们的生活方式有关。随着生活水平的增高,带来的是饮食精致、量大,运动较少,脾胃运化负担重,加之人们思虑和紧张过度,进一步影响脾胃气机,影响运化,导致湿浊内停,清阳不升,浊阴不降。如血脂、血糖、血尿酸等,原本在体内正常存在的物质,超出正常范围便成为有害物质,中医称为湿浊。

曾有一个患者,任空军某部参谋,30 余岁,正营职。从连队提拔到机关 6 年,原来身材很好的小伙到了机关,每天熬夜写材料,处处谨小慎微,应酬饮酒较多,缺乏体能训练,体重快速增长近 30 斤,满面红光,油脂泛溢,头发稀少,大便黏滞,体检发现血脂高、血糖高、转氨酶偏高。医生建议注意观察,必要时服药。就诊时,我强调为防止病情进一步发展,当务之急便是保护脾胃,恢复脾胃运化,然后再清理内生之湿浊。告知患者:第一,尽量改变生活方式,不熬夜,晚上 11 点左右入睡,对工作、生活尽量坦然面对,不可过于紧张,使体内气机按照自然规律升降有序;第二,适量运动至汗出,增加基础代谢率,恢复脾胃的运化功能;第三,改变饮食习惯,在保证能量摄入足够的基础上尽量减少肥甘厚味。方用运脾化浊汤加减:炙黄芪 30 g,党参 15 g,茯苓 15 g,杏仁 9 g,薏苡仁 30 g,黄芩 15 g,半夏 10 g,郁金 12 g,苏梗 15 g,荷梗 15 g,陈皮 12 g,神曲 15 g,茵陈 15 g,枳实 15 g,苍术 15 g,白术 15 g。患者用药调理一个月,感觉神清气爽,三个月后复查,各项指标接近正常,体重下降 10 余斤。中药降脂、降糖速度虽然没有西药快,但不良反应相对较小,效果稳定,对防治并发症有优势。

五、上下不交

现代人患失眠症者有很多,中医认为,人体正常的睡眠是阴阳和谐的表现,如若气机顺畅,阴血充足,阳气能够潜入安伏,人就会入睡,阳气充足,能够走出阴分行于外,人体就会觉醒;如气机郁滞,阳气不能很好的入于阴分,则会出现不寐。临床常见的肝气郁滞、藏血不足、劳心过度、心血亏虚、肾水不足、心阳偏亢等均可导致失眠。治疗失眠的方法,首先要使气机顺畅。

1. 病例一

田某,女,47 岁。失眠 10 年,加重 5 年。10 年前因气恼出现上症,近5年加重,故求诊治疗。刻下:入睡、再入睡难,甚彻夜不眠,需服用艾司唑仑2~3片方可入睡,眠浅易醒,伴身燥热、汗出,畏热,五心烦热,烘热、上半身汗出,日10余次;夜间下肢拘挛;耳鸣,劳累、遇凉腰酸,僵硬,腰以下不温;右胁隐痛,牵及右肩胛;纳馨,口干苦,欲冷饮,夜间尤甚;大便日1行,偏干,黏滞不畅,小便黄、微热,夜尿一次,目干涩明显;情绪急躁易怒,善思虑,善悲,舌暗红,苔黑,脉沉细。判断该患者肾气不足,心火偏亢,上热下寒,心肾不交,属于气机郁滞,予以黄连阿胶汤和交泰丸、清心莲子饮,再加入柴胡疏肝散治疗。药用:柴胡12 g,香附12 g,太子参15 g,阿胶10 g,黄连9 g,肉桂3 g,当归12 g,川芎12 g,酸枣仁20 g,麦冬12 g,莲子心6 g,枳实15 g,白芍15 g,生白术30 g,栀子15 g,青蒿15 g。患者服药两周,睡眠明显改善,燥热现象消失,艾司唑仑用量减半。

2. 病例二

有一位高中生,学习刻苦,成绩优异,升入高二,学业压力过大,逐渐出现失眠、多梦,注意力不集中,食欲差,口舌生疮,大便不成形,病情逐渐加重,成绩急转直下。就诊时询问患者后得知,该学生平素争强好胜,目标大学是全国有名高等学府,要求自己学习成绩在班级名列前茅,日久出现上述症状。患者平日思虑较多,紧张过度,心肝血亏,从而影响睡眠。遂给予逍遥散加减,加心理疏导治疗。患者服药后睡眠明显好转,学习成绩恢复,直至高考前一周,继服药三剂,后被北京某知名大学录取。

3. 病例三

一位患者,适逢刚退休,无所事事,自觉空虚,加之正处更年期,逐渐出现急躁出汗,盗汗,情绪低落,夜不能寐,自服酸枣仁无效,转去心理科服用抗焦虑抑郁药物,情绪稍有改善,仍入睡困难,于是寻找中医治疗。就诊时,患者面色潮红,微微汗出,语速较快,自述常有胁肋胀满,乳房胀痛,现已停经,夜间盗汗,嗳气频繁,不思饮食,大便偏干,夜尿多。此患者属于肝气郁滞,中焦失司,心肾不交。予以柴胡疏肝散加酸枣仁汤、蒿芩清胆汤治疗。药用:柴胡12g,香附12g,川芎12g,白芍15g,郁金12g,枳实15g,生白术30g,当归10g,炒枣仁20g,夜交藤15g,生地15g,麦冬10g,五味子10g,太子参15g,黄芩12g,青蒿15g。患者服药两周,现可入睡。同时服用玫瑰百欢茶:玫瑰花3g,百合10g,合欢花6g,代茶饮。

六、血郁

血郁指血运不畅,或瘀阻,多由气郁日久形成,所谓气为血帅,气行则血行,气滞则血瘀。临床上除各种神经痛证属气滞血瘀外,最常见的就是血管病,血管堵塞会导致人体各种功能受损,甚则危及生命。

血郁证常见于心绞痛和心肌梗死,现代医学认为,冠状动脉运行不畅,无法满足心肌供血的需求,则会出现心绞痛,临床主要采用扩张冠状血管、冠状动脉搭桥术、冠状动脉支架术等手段,但仍有许多患者无法缓解症状。中医认为,血郁可致经脉不通,不通则痛,治疗需以解除血郁为目标,因气为血帅,血为气母,所以治血当先治气,气虚者当益气,气滞者当行气。

有一位大学教授,50余岁,冠心病心绞痛,冠脉狭窄,行冠状动脉支架术后,仍有胸闷气短,活动后加重,形体肥胖,大便不畅、黏滞,舌质紫暗,苔白腻,脉弦细滑。四诊相参,该患者证属气虚血瘀、痰湿阻滞,以补阳还五汤、瓜蒌薤白半夏汤、丹参饮子加减治疗。药用:黄芪30g,当归12g,赤芍15g,川芎12g,丹参15g,瓜蒌皮15g,半夏10g,薤白10g,柴胡12g,枳实15g,木香10g,檀香5g,黄连9g。患者服药一周,胸闷、胸痛消失,继续服药两个月,病情稳定。白酒是一味中药,《金匮要略》中瓜蒌薤白白酒汤就用了白酒,其有良好的温经活血作用。有人认为冠心病患者绝对不可饮酒,这种认识是片面的,证属阳气不足,胸阳不振,血运不畅者,如果无胃肠疾病、高血压证非肝阳上亢者,可适量饮用,一般在 100 g 之内。如果冠心病患者合并心力衰竭,活动后气短,伴下肢水肿,此乃气郁引起血郁,最终导致水郁,可于原方基础上增加温阳利水活血之品,如五苓散、益母草、泽兰。

血郁证也常见于脑血管疾病,如中风、眩晕、头痛等,均可按气郁证、血郁证、水郁证的辨证思想治疗。如眩晕是临床常见疾病,病因较多,可由脑动脉供血不足甚则梗死引起,也可由内耳迷路水肿引起。中医认为,本病为气郁导致血郁,或水郁,治疗首当调理气机,改善血郁,消除痰水郁结。如常见的气虚血郁型,患者表现为眩晕,严重者呕吐,站立不稳,每于运动或体位改变时发病,舌体胖,有齿痕,脉弦滑。治疗当益气活血,化痰降浊,可用益气聪明汤合半夏天麻白术汤加减。益气聪明汤出自李东垣《脾胃论》,主为治疗中气不足,气血不能上达头部,导致的耳目失聪,用其治疗眩晕有良好效果。其中,葛根是方中君药,有升阳除湿的作用,可引清阳之气上达头目,配合化痰降浊之品,可起到升清降浊的作用。有时让患者单用葛根煮水,也可收到一定效果,或加全蝎、僵蚕、三七等分,研末服用,也有很好效果。

脑卒中(中风)是一种急性脑血管疾病,按现代医学可有缺血性和出血性之分。脑梗死是缺血性中风,是由脑血管堵塞所导致的一系列神经损伤,中医认为此病证属于瘀血痰浊阻滞经脉引起,常见症状有偏瘫、失语、认知障碍等,属于血郁证范畴。多伴有气虚、气郁、阳亢、痰郁等,治疗当根据病情,平肝息风,益气活血,化痰通络。急性期以镇肝息风汤治疗,恢复期需益气活血、息风通络,可用补阳还五汤治疗。而脑出血则属于出血性中风,现代医学从解剖角度讲是血管破裂出血,以往只针对血肿造成的颅压增高、脑水肿等对症治疗,一般禁用活血药物。中医认为首先是肝风内盛,出血后变成瘀血,阻滞经脉,应化瘀血、息肝风,可用益气通脉散治疗。

有一位患者是开发商,60 岁,突发脑出血,昏迷,一天后苏醒,言语不清,右侧肢体障碍。平素高血压,未引起注意,在一次打牌中发病。颅脑 CT 检查显示,颅内基底节区中等量出血,压迫丘脑。观其病情已一个月余,生命暂时无碍,但生活无法自理,于是制定方案:一是康复训练,二是服用中药治疗。以平复肝阳、化解血郁、疏通经络为治则,药用:三七 2 g,水蛭 0.5 g,全蝎 1 g,黄芪 3 g,葛根 3 g,白芍 2 g。患者现行走自如,言语清晰,还能打牌。

七、水郁

当气郁日久,影响阳气,尤其是肺脾肾三脏的阳气被郁滞,会导致水液代谢失常,所谓气血水互相影响。气不行则血郁,血不利则为水。

1. 病例一

有一位患者,70 余岁,冠心病、心力衰竭,行两次冠状动脉支架术,心衰症状未有明显缓解,胸闷气短,动则加重,上两层楼梯需休息 4 次,双下肢明显水肿,住院治疗一个月,服用强心利尿药,稍有缓解,但水肿仍有,医生恐有电解质紊乱,未再增加用药,于是患者寻求中医治疗。就诊时患者自述憋气,不能活动,出汗,畏寒,大便不成形,小便少,舌胖大,有齿痕,苔薄白,脉浮大。证属阳虚水郁,治以振奋阳气,解除水郁,予以真武汤和五苓散加减:桂枝 10 g,附子 6 g,黄芪 30 g,人参 10 g,茯苓 15 g,杏仁 9 g,猪苓 15 g,泽泻 12 g,补骨脂 15 g,白术 15 g,炙甘草 6 g,益母草 30 g,赤芍 15 g,生姜 2 片。服药两周后,患者可自行上楼,无明显憋气,浮肿明显消退。依照上述变证思想继续调理两个月,患者病情稳定。

2. 病例二

一位河北患者下肢浮肿、发冷多年,自述车祸后长期卧床,逐渐出现肢体冷,后渐出现水肿,西医检查后诊断为下肢静脉血栓,住院治疗效果差。就诊时,自述双下肢冷,右侧为重,浮肿,腰以下沉重,双腿粗大,大便不成形,舌紫暗红,苔黄腻,脉弦细滑。此是典型的血郁阻滞气机,水液代谢紊乱导致的水郁——浮肿。予以阳和汤和黄芪赤风汤加减:黄芪 30 g,桂枝 12 g,赤芍 15 g,茯苓 15 g,杏仁 9 g,防风 12 g,水红花子 9 g,地龙 10 g,白芥子 9 g,麻黄 6 g,干姜 9 g,鹿角霜 9 g,防己 12 g,猪苓 15 g,益母草 30 g,白术 15 g。患者服药两周,浮肿减轻,又加入淫羊藿 15 g,双下肢冷逐渐消失。治疗三个月,浮肿基本消退。

八、气血痰水郁结不散,形成肿瘤

痰郁是水液代谢失常,日久被体内火热凝练成痰。气郁可致血郁,也可以致水郁,日久可致痰郁,这些病理产物日久互相凝结可生成肿瘤。因此,中医治疗肿瘤离不开气、血、痰、水。补气、理气,使气机通达,为血和水的运行创造条件,如气郁化火成毒,需加用解毒之法。活血化瘀是针对有明显瘀血阻滞现象的主要治疗手段,如有疼痛,除用活血化瘀法之外还需加入虫类药物,以增强通络作用。化痰散结亦是常用之法,因肿瘤的形成是一个相对缓慢的过程,多数先由气郁引起,最终形成瘀血痰浊互结,形成有形之肿块,需加以化痰散结之品,以祛有形之邪。因此肿瘤的治疗不可单单着眼肿块,采用大量活血、破血、散结解毒药物,万不可忘记以治气为先,虚者补之,郁者通之,结者散之,辨证准确,综合治疗,才会有良好效果。

某患者女性,77 岁,2016 年 8 月 10 日初诊。主诉:右侧少腹至大腿部疼痛 8 个月,8 个月前出现左侧少腹至大腿根部疼痛,阴部偶有血性积液渗出,入院检查"子宫内膜癌,骨转移,盆腔积液,无法手术",腰软无力,睡眠早醒,纳可,小便偶带血色,矢气多,大便调,平素急躁易怒,舌暗红,苔薄白,脉弦,结代。既往有高血压病、糖尿病、高血脂病史,2012 年植入 2 个心脏支架,日常服用西药维持。我给患者应用活血止痛药物,以少腹逐瘀汤治疗,起初有一定效果,症状减轻,一个月后疼痛仍有反复,后来发现,患者疼痛与情绪相关。患者平素对子女要求严格,稍有不顺便发脾气,病情便反复发作。我告知患者,如果无法使情绪平静,病则无法好转,而且还会加重,于是患者自行调节情绪。同事调整处方,用柴胡疏肝散、暖肝煎、失笑散加减,药用:醋柴胡12 g,赤芍15 g,茯苓15 g,乌药10 g,炒蒲黄15 g,炒白芍15 g,炙香附15 g,水红花子10 g(布包),醋乳香9 g,醋没药9 g,川芎12 g,太子参15 g,八月札12 g,娑罗子12 g,郁金15 g,延胡索15 g,白花蛇舌草30 g,砂仁10 g,五灵脂10 g,生姜两片。7剂,水煎服,一日1剂,早晚饭后半小时服药。全蝎、蜈蚣、穿山甲等分,研末冲服,每日两次,每次3 g。患者病情逐渐减轻,停药一年多,疼痛消失,病情稳定。

第六章　易水学派研究心得

第一节　易水学派形成与发展的主要因素

一、社会环境因素

1. 经济及自然科学技术的进步　宋代经济繁荣,自然科学技术不断进步,为金元医学的发展奠定了坚实的基础。

(1)宋代经济得到繁荣发展:农业生产有较大发展,工商业活动非常繁荣,著名的历史名画《清明上河图》就生动描绘了开封汴河两岸店铺林立、运输繁忙的景象。

(2)宋代科学技术得到空前发展:宋代科学技术迅速发展,以活字印刷术、指南针等发明与应用为标志,尤其是活字印刷术的进步结束了传统手工抄写的落后局面,使国子监能够大量出版校正医书局校勘的三十多部中医古典医籍,加之众多的官刻与私刻中医书籍,加快了中医学传播与普及速度,使更多的中医学家以及文士们有机会阅读各种中医文献,提高研究水平,为金元医学的创新打下了物质基础。

(3)国外医学的影响:宋金元时期,封建社会进入了一个新的发展时期,中外交流日益频繁。指南针与造船业的发展,为中外经济交流提供了运输工具,除中药输出外,国外医药及制剂技术的输入对中医学产生了较大的影响。①进口香药及名贵药材:宋金元时期,从东南亚国家进口大量的香料药及名贵中药材,并将玳瑁、乳香、沉香、龙脑、檀香、胡椒等用于临床,为芳香药的运用打下了基础。促进了中医理气和胃、健脾燥湿、芳香化湿、活血化瘀等治法完善与发展;②引进阿拉伯国家先进制剂技术:宋代引进世界最先进的阿拉伯国家药物制剂技术,推动了中成药生产技术的进步,使中成药剂型出现多样化,应用更加方便。中药制成花露剂(金银花露、菊花露等),用金箔、银箱包裹中成药。阿拉伯国家制剂技术补充了中药剂型之未备,为患病者提供更多的新型中药制剂,促进了中药制剂学的发展。

2. 政府对医疗事业的极为重视

(1)宋代对医疗事业的极为重视:①制定了许多发展中医的政策,不仅设立了"校正医书局"负责校勘整理医学书籍,还成立了"官药局""大医局"等负责医药管理及医学教育的机构,形成了崇尚医学的社会风气;②科举制度使不少文人进入中医学领域从事专门研究,改善了中医队伍组织结构。许多士人兼习医术或弃儒从医,如著名文学家苏轼与科学家沈括就有《苏沈良方》的著述,当时身为宰相的范仲淹更有"不为良相,便为良医"的名言,使医学队伍不断扩大,医生素质不断提高;③北宋政府向全国征集医书及中药材标本,组织专人编写本草、方剂、针灸及综合性医书,校勘出版古代医籍,重视汲取外国医学知识与技术,大量引进香药等,为宋金元时期中医学的发展提供了重要条件。

(2)金元时期百家争鸣学术局面的出现:尽管宋代为医学发展提供了良好基础,又有许多学者研究医理,但在医学理论上却未曾有较大的发展。事实上,中医理论取得长足进步是在金元时代。究其原因,宋代虽然经济文化、科技均较前有了很大发展,但中国社会长期的封建统治造成的学术空气窒闷状态,一直在束缚着人们的创造性思维,严重阻碍了中医理论的创新与发展。宋代虽然编纂了许多医方书如《局方》等,却形成了"官府守之以为法,医门传之以为业"的刻板机械的学术局面。少数民族入侵中原而建立的金、元朝代,迷信于武力对汉人的征服,而在文化、思想上的防范则比较宽松,更何况是任何统治者都需要的医学方面。正是在这种情况下,才出现了百家争鸣的学术局面,百家兴起,标新立异,学术流派很快崛起,著名医家不断涌现。

3. 社会对医学的迫切需求

(1)疾病谱变化:宋金元时期,战争频繁,社会动荡,疫病流行;或饥饿劳役,或惊恐不安,或恣情纵欲,致使北方外感热病盛行,中州脾胃内伤居多,南方以湿热病、阴虚精亏为甚。而汉唐时期的伤寒病日渐减少。由于疾病谱发生巨大变化,仍墨守《伤寒论》成规,滥用《局方》,或操古方治今病,其势不能尽合,难以满足临床需要,这促使宋金元医家深入研究新疾病谱的发生、发展传变规律,探索新的防治方法。

如刘完素面对北方外感热病的流行,深入研究探讨火热病的病因、发病规律,提出风湿燥皆可化热,总结出应用辛凉解表、表里双解、清热解毒、攻下里热、养阴退阳、和解表里的治疗大法,成为火热论的开山。李杲经历汴京之围,目睹饮食不节、劳役过度、精神刺激所导致的脾胃内伤对人体所造成的危害,潜心研究出益气泻火、升清降浊大法,创制补中益气汤与补脾胃泻阴火升阳汤等新方,成为补土派的鼻祖。朱震亨居于南方,加之中医学中心从北方南移后《局方》的盛行,则阴虚证增多,但缺乏治疗方法。朱震亨融会刘完素、张从正、李杲诸家,参合哲理,发挥经旨,并结合临床实践创立相火论、阳有余阴不足论,总结出实火可泻、虚火可补、火郁当发的治疗热病大法,补河间纯用清热泻火之一偏,为李杲气虚发热中增添了阴虚发热的内容,对后世产生了重大的影响。

(2)政治变革促进南北医家的交融:尽管金元时期中医学迅速发展,张元素、李东垣等医家已驰名燕赵,但在南宋偏安时期,中原地区与吴头楚尾以南的地区呈对峙状态,南北医学交流深受影响,易水学派的学术思想与经验也在很长时期内未能流传到南方。伴随着元代统一中国的进程,蒙古铁骑冲决了所有南宋赖以偏安的天堑和防线,也踏平了南北医家交融的道路,易水学说才得以流行于江南,为江南医学有识之士所欢迎并广泛运用。另外,由于宋室南迁,大量中医药人才流向南方,医学中心也逐渐向南方转移,至元代后期以朱震亨为标志,完成转移过程,这为明清时期江浙皖赣地区中医学的兴盛及造就大批中医药人才、中医世家奠定了基础。迨至明清,江南经济、文化科技得到迅速发展,医学也出现了蓬勃发展的局面。不仅温病学派迅速崛起,易水学派的学术理论也得到广泛流传与发展,薛立斋、赵献可、张景岳、李中梓等江南医家,私淑易水之学,并在肾命学说方面做出创造性发展使易水学说日趋丰富,也使易水学派的医事活动盛行于整个明清时期。

二、医学自身发展的推动

社会环境的影响固然是易水学派形成与发展的重要原因,但任何事物的形成与发展,总在于事物内部的矛盾运动,医学流派的形成也是如此。

1. 金元时期中医学发展出现的矛盾

(1)重方药轻理论的矛盾:自秦汉时代《黄帝内经》《伤寒杂病论》的问世奠定了中医学基础后,隋唐及宋代医家多偏重于方药的收集与整理,对医学理论则较少探讨与发展,许多方药书籍如《千金方》《外台秘要》《和剂局方》及《本草经集注》《新修本草》等先后出版,而具有学术创见的理论著作则很少问世,致使中医学理论渐于贫乏,医家恃方书以临证,按证索方,忽视了中医的辨证论治,严重影响临床疗效,也阻碍了中医学的正常发展。因此,重方药轻理论的客观现实强烈地刺激着金元医家必须迅速创立新学,发展中医学理论。

(2)辛温法与热性病治疗的矛盾:如上所述,唐宋代医界重方药轻理论,对外感病的认识基本上沿用仲景的六经理论,治疗也多采用《伤寒论》的辛温法,这与金元时期大量流行的热性病的治疗相矛盾,需要金元医家探索热性病的治疗规律与有效方药。

(3)用外感攻邪法治内伤虚损病的矛盾:"金元扰攘之际,人生斯世,疲于奔命,未免劳倦伤脾,忧思伤脾,饥饱伤脾。"(《医旨绪论·刘张张李朱滑六名师小传》)社会动荡导致内伤疾病急剧增多,而内伤病学的理论与辨证治疗尚未系统形成,临床医家不能正确分辨内外所伤,以治外感祛邪之法治内伤虚损病变,重伤胃气,致使夭亡人命者比比皆是。严峻的医疗状况迫切需要创新发展医学理论,特别是关于内伤虚损病理机制及其辨证治疗。

2. 金元医家百家争鸣新局面的出现 面对医学发展的迫切需求,富有社会责任感与创新精神的金元医家在继承前代医学的基础上,大胆提出新的学说,开创了金元医家百家争鸣、标新立异、活泼发展的新局面。金元著名医家刘河间首先力驳以辛温治热性病之流弊,提出了"六气皆能化火""五志过极皆为热证"的火热学说,形成了以善用寒凉药物治热病为中心内容的河间学派。河间学派的兴起,使医林为之一振,正当其学盛行之际,易水学派异军突起,其始祖张元素疾呼"古今异规,古方新病不相能也",并进行了以脏腑虚损病机及辨证治疗为研究中心的开创性研究,为易水学派奠定了理论基础。李东垣师承张元素,在脾胃内伤病治疗方面有独到发挥,他明确提出内外伤辨,系统创建脾胃学说开创了脾胃内伤病学治疗的新时代。李东垣与主火论者刘河间、主攻论者张子和、养阴论者朱丹溪并称金元四大医家,被后世誉为"补土派"宗师。《四库全书总目》"医家类"提出"儒之门户分于宋,医之门户分于金元",对金元医学争鸣推动中医学术发展的重要作用给予充分肯定。

金元医家的争鸣实际上是学有专长的竞相发挥,无论主寒主温,主攻主补,善外感专内伤,都有其独到成就。他们的争鸣具有良好的学风,较少相互攻忤与贬低,而是从善如流,并不囿于学派之限,充分吸取前人甚至其他学派的学术素养,这对易水学派学术理论的迅速发展并广行于世也起到不可忽视的重要作用。如易水学派的张元素与刘河间学术思想显然不同,但在张氏用以课徒授业的《医学启源》中,有许多内容引用河间之论。其中卷"内经主治备要"中的五运主病、六气为病、五运病解、六运病解,几乎全部是刘河间的《素问玄机原病式》之文提纲挈领,条理更为清楚。李东垣的脾胃内伤学说,亦是秉承张元素师传,并集《黄帝内经》《难经》仲景有关脾胃论述之大成加以发挥而形成的。同样,刘河间的三传弟子朱丹溪,不仅弘扬了刘河间、张子和之学,而且兼承李东垣,取数家之长而成一家之言,其临床突出病机辨证治疗,亦综合金元燕赵医学之成就进行发挥,其"相火论"及其治疗在理论上继承刘、张、李三家,特别是东垣治相火的用药方法他几乎全部继承下来,在内伤病学的治疗上丹溪对李东垣可谓是推崇备至。正是由于朱丹溪认真吸取了燕赵医学的精华并加以发挥,才使其名著金元医林,也正是这种不同学派之间的相互争鸣与渗透,才使易水之学倡行于江南。

金元医学争鸣的良好学风,金元医家独特的学术见解,对明清医家有着极其深刻的影响。明清江南许多著名医家如薛立斋、赵献可、张景岳等纷纷私淑易水之学,遥承张元素、李东垣内伤虚损病机探讨及治疗之心法,发展成著名的肾命水火学说,使易水学派善用温补的学术特色更为突出,脾肾理论与治疗日趋完善。

三、人文环境因素

哲学是自然科学和社会科学的概括与总结,又必然对自然科学的发展起着指导作用。中医学之所以能在缺乏实验科学的环境中逐渐发展起来,固然与其有极高临床实用价值有关,还与其依据科学的思辨并发挥了理论思维的特长有关。尤其是中国古代哲学中朴素的唯物论与辩证法思想,对中医学理论体系的形成和发展有极大影响。其中不少哲学概念如阴阳、五行等,被引进到中医学中而具有哲学与医学的双重内涵,成为中医理论框架的有机组成部分。因此,中医学在各个历史时期的发展往往带着当时哲学发展的特点。易水学派之所以能在较短时间内迅速崛起,成为在金元医坛具有重大影响的学术流派,能在金元明清数个朝代的数百年历史空间内,一直在中医学发展史上占有举足轻重的重要地位,既与金元时期的社会历史背景以及中医学术发展的自身矛盾运动有密切关系,同时也是易水学派医家吸取宋元哲学的进步思想与观点,勇于创新,注重实践,善于继承,锐意进取的必然结果。

1. 宋元哲学的发展 宋代"理学"以儒家思想为核心,又吸取了道教、佛教的宇宙观与哲学思想,其代表人物有周敦颐、程颢、程颐、朱熹等。朱熹完成了理学唯心论体系,他的思想成为我国封建社会后期的统治思想。理学主张"理"是万物之源,"理"在"气"先,"理"自我分化与运动,产生"气"和五行以致万物。朱熹提出的"格物致知"对促进中医学术理论的研究不无益处,并使"五运六气"学说盛行,但受其唯心论的影响,医学界片面强调运气对人体发病的影响,机械地推断某年主某气发某病,忽视了人在自然界中的独立主宰能力,受理学复古主义影响,当时在医学界形成了一股泥古的风气,官方制定局方,亦在医药界形成了墨守成规,套用成方不讲求辨证的流弊。金元时期"新学"的兴起,向唯心主义的"理学"发起了挑战,"新学"以李觏、王安石、张载、陈亮、叶适等为代表人物。张载是元气本体论的奠基人,提出了"太虚即气"的唯物主义自然观,从而使理气关系成为宋元哲学斗争的一个中心问题。被列宁称为"中国十一世纪改革家"的王安石,批判了自西汉以来董仲舒"天不变,道亦不变"的儒家思想,提出了"天道尚变""新故相除"等充满革新精神的辩证观点。陈亮则针对朱熹的复古主义,指出"古今异宜,圣贤之事不可尽以为法"。"新学"的出现,打破了自汉以来沉闷的学术局面,给金元医坛吹来了一缕清新的空气。

(1)周敦颐《太极图说》对中医学生命起始的影响:宋代周敦颐著《太极图说》,认为"太极"是宇宙的本原,人和万物都是由于阴阳二气和水火木金土五行相互作用构成的,五行统一于阴阳,阴阳统一于太极。其谓:无极而太极。太极动而生阳,动极而静;静而生阴,静极复动。一动一静,互为其根;分阴分阳,两仪立焉。阳变阴合而生水火木金土,五气顺布,四时运焉。五行一阴阳也,阴阳一太极也,太极本无极也。五行之生也,各一其性。无极之真,二五之精,妙合而凝。乾道成男,坤道成女。二气交感,化生万物,万物生生而变化无穷焉。

中医学受其影响,根据"太极静动生阴阳,阳变阴合生五行,二五化生成万物"的思想,解释人的生命起始、演化和根本所在等问题。如朱震亨受此影响提出"太极动而生阳,动极而静,静而生阴,静极复动,缺一不可",强调人之阴阳动静对维持生命的重要意义,以此说明"阳常有余,阴常不足"为治疗阴虚及养生提供理论依据。

(2)"格物致知"对中医学认识论与方法论的影响:"格物致知"是理学的方法论。所谓格物,即是研究事物;致知,就是得到知识和能力,格物致知是通过推究事物的道理以获得知识。

中医学家受理学"格物致知"式顿悟、思辨的影响,以致中医理论中"取类比象"。"运用之妙,存乎一心"的思维趋势有了长足的发展,辨证论治被广泛应用于临床。如宋代《伤寒微旨论》《南阳活人书》《小儿药证直诀》受理学思想的影响,推衍辨证论治方法。法医学家宋慈受朱熹"格物穷理"思想影响,将其理解为考察事实,推究其真理,并在行动中亲自检尸验伤,"必反复深思""审之又审,不敢萌一毫慢易心"。

元代著名医家朱震亨最初师承理学家朱熹四传弟子许谦,精于理学,后遵许谦之命,弃儒从医,把中医临证治病视作"吾儒格物致知一事",并将其著作命名为《格致余论》。

(3)程颢对中医阴阳学说的影响:理学奠基人之一的程颢认为:

"天地阴阳之运,升降盈虚,未尝暂息,阳常盈,阴常亏。一盈一虚,参差不齐,而万变生焉。"朱震亨受程颢思想的启发,结合人体生理病理特点,提出"阳常有余,阴常不足"及"相火论"学术观点,认为正常相火为人身动气,但若因物欲妄动,则相火可成为贼邪,耗伤阴精。并以理学兴天理灭人欲、去欲主静等哲学思想来作为抑制相火妄动的原则,总结滋阴降火、静心戒欲、护惜阳精的治疗大法,也为中医养生防病提供了新的思路。

(4)理学学术争鸣对金元中医学术流派的影响:宋金元时期,学术环境较为宽松,理学研究出现许多流派,如北宋中期有周敦颐的濂学、邵雍的象数学、张载的关学、"二程"(程颐、程颢)的洛学、王安石的新学、"三苏"(苏洵、苏轼、苏辙)的蜀学,南宋时有朱熹的闽学、陆九渊兄弟的江西之学、吕东莱的婺学等,并出现朱熹的理学与陆九渊心学之争,叶适、陈亮等事功之学等。

受理学学术争鸣及宋学学风的影响,加之中医学自身发展的需要,宋金元医学家敢于疑古,认为运气古今有异,古方不能尽治今病;在继承总结前人经验的基础上,结合自己的临床实战,标新立异,争创新说,纷纷提出新观点与主张,进行学术上争鸣,补充完善并发展了中医基础理论与临床各科,促进了中医学的繁荣和发展,产生了不同的中医学术流派。主要学术流派有以刘完素为代表研究外感火热为主的河间学派,以张元素为代表研究脏腑病机的易水学派,以李杲为代表研究脾胃内伤学说的补土派,以张从正为代表研究攻邪理论的攻邪派、以朱震亨为代表研究内伤火热的滋阴派等,故清代纪昀评论说"医之门户分于金元"。

2. 宋元哲学对易水学派的影响 受宋元新学的积极影响,易水学派始祖张元素对中医学受程朱理学影响而产生的唯心论及泥古倾向进行了有力的批判,他反对运气学说研究中专以某年某月某气胜主某病的机械推算法,反对机械刻板地应用古方而不求辨证,力倡"运气不齐,古今异轨,古方新病不相能也"的主张,其治学不拘泥古方而自为家法。思想的解放带来了学术的活跃,使其不仅冲破了当时医界不敢越前人雷池一步的守旧学风,敢于提出一系列具有独创性发挥的学术理论,也使易水学派成为一个不断开拓进取,从中医理论到临床都不断取得新的学术成就的医学流派。

在具体的学术探讨中,易水学派也受到新学"太虚即气""气万殊"等唯物论及辩证法思想的影响。张载的"太虚即气"论把"气"作为世界的本体、万物的本源,而且肯定气有聚散的运动变化,即"气不能不聚为万物,万物不能不散为太虚"(《太和》)。易水学派以脏腑病机及治疗为研究中心,对疾病的认识侧重于人身之"气",并取得卓越成就,固然与《黄帝内经》《金匮要略》《中藏经》及钱乙"五藏辨证"有着渊源关系,但正是因为受了"太虚即气"唯物主义自然观的影响,才使其对脏腑气机的研究更有活力。张元素对运气学说极有研究,但并非机械地推断运气与发病,而是以天地之气的盛衰变化对人体脏腑气机的影响来分析病理变化和用药。李东垣师承张元素,对人体气的病变尤为重视,他将人体病变多归于胃气与元气的虚衰,认为胃虚元气失充而衰为百病之本,他从气火关系失调来探讨阴火病机,从脾胃气机升降失调来探讨脾胃内伤病变治疗,并充分注意自然环境对人体气机升降的影响。正如其在《脾胃论》中所云:"岁半已前天气主之,在乎升浮也;岁半以后地气主之,在乎沉降也。升已而降,降已而升,如环无端,运化万物,其实一气也。"东垣之论,与张载关于气机升降之论有异曲同工之妙。张载云:"太和所谓道,中涵浮沉、升降、动静相感之性,是生纲缊、相荡胜负、屈伸之始。"所谓"太和"即是气运动变化的状态与过程,即称之道,其变化过程亦有升降浮沉的变化。可见李氏之论,显然接受了宋元哲学中"新学"关于"气"的论述与观点。此外,宋元哲学中"新学"的"气一万殊"论,既肯定了气是构成万物之本,又指出气散则为万物,万物又各具其殊,即张载所谓:"阴阳之气,散则万殊,人莫知其一也;合则混然,人不见其殊。"这种一般与特殊关系的辩证观点,对易水学派探讨内伤虚损病变的一般规律,并以脾胃、肾命等不同系统的各个层次研究其证候的特殊表现与治疗不无启迪。哲学观点的改变促使着思维方式的改变,新的研究方法带来学术理论新的突破,古今科学家对此均有深刻的体会。正如著名生理学家巴甫洛夫说过的那样:"科学是随着研究法所获得的成就而前进的,研究法每前进一步我们就提高一段,随着我们面前也就开拓了一个充满着种种新鲜事物的、更辽阔的远景。"

反对与批判程朱理学的思想斗争在明清之际有了更进一步的发展,许多进步的思想家如王夫之、黄宗羲、顾炎武、颜元等都对程朱理学进行了批判,特别反对静坐读书、脱离实践的空疏学风,提倡实学,经世致用,注重实践,力求创新。体现创新、实用学风的易水之学在明清之际广行于经济发达的江南,许多著名医家集于易水学派门下,他们精于医学而且邃于哲学,对易水学派学术思想的发展与完善起了重要的推动作用。如明代著名医家张景岳不仅遥承元素、东垣之心法,在肾命水火的理论探讨与温补治疗方面卓有建树,而且对哲学也颇有研究,精通《易经》,尤擅邵雍(康节)象数易说。他的名篇《医易义》专门论述哲学与医学的关系,阐明"天人理,此阴阳;医易同源,同此变化。医易相通,理无二致。医之为道,身心之易也",倡言"不知易,不足以言医",竟成为传世名言。

第二节　易水学派的主要学术思想

一、脏腑辨证学说

(一)脏腑辨证理论的形成与发展

脏腑辨证,是在认识脏腑生理功能和病理变化的基础上,对四诊所获得的临床资料进行综合分析,以判断疾病的病因病机,确定脏腑证型的一种辨证方法。中医临床应用的辨证方法颇多,如八纲辨证、病因辨证、气血津液辨证及六经辨证、卫气营血辨证、三焦辨证等,尽管它们各具特色,但均与脏腑定位密切相关。而且,脏腑辨证较为系统、完整,纲目清楚,明确具体,便于中医辨证思维的应用与拓展。因此,脏腑辨证是临床各科辨证的基础,是中医临床辨证论治的核心部分。

1. 脏腑辨证理论的初步形成

(1)《黄帝内经》:《黄帝内经》是中医理论的渊薮,同时,也是脏腑辨证的起源。《黄帝内经》所阐发的藏象学说是脏腑辨证理论的基础,藏象学说是研究人体内在脏腑形态结构、生理功能、病理变化及气血津液相互关系的基本理论。《黄帝内经·素问·五藏别论》篇首次明确了脏、腑、奇恒之腑的分类。《黄帝内经》有关脏腑辨证的内容主要见于《金匮真言论》《阴阳应象大论》《六节藏象论》《五藏生成》《五藏别论》《藏气法时论》《平热病论篇》《至真要大论》《邪气藏府病形》《本神》《经脉》《师传》《淫邪发梦》《水胀》十四篇中,如《金匮真言论》中言:"肝、心、脾、肺、肾五藏皆为阴,胆、胃、大肠、小肠、膀胱、三焦六府皆为阳。""东方青色,入通于肝,开窍于目,藏精于肝,其病发惊骇。"《素问·至真要大论》中言："诸风掉眩,皆属于肝。诸寒收引,皆属于肾。诸气膹郁,皆属于肺。诸湿肿满,皆属于脾……"皆详细论述了有关脏腑、脏腑生理、病理及病机的内容。《黄帝内经》中有关脏腑学说的内容十分丰富,为后世脏腑理论的发展奠定了基础。但就总体而言,尚显零散、不成系统,对临床辨证施治指导作用有限。

(2)《伤寒杂病论》:医圣张仲景,勤求古训,博采众方。在《黄帝内经》基础上,对脏腑辨证又有所发展。《伤寒杂病论》由医圣张仲景撰著,是我国第一部临床医学专著,奠定了中医学辨证论治的基础,后析为《伤寒论》和《金匮要略》两部典籍。《伤寒论》共 22 篇,以外感病为主,以六经分证为辨证论治的总纲,全面系统的分析了六经病的证治特点。《金匮要略》以内伤杂病为主要内容,记载 40 多种疾病,262 首方,用脏腑病机的理论进行证候分证。《金匮要略》中有关脏腑辨证的内容主要见于《藏府经络先后病脉证》《五藏风寒积聚病脉证并治》《痰饮咳嗽病脉证治》三篇,均是以脏腑学说为指导,脏腑辨证为纲领,促进了藏府辨证理论的形成。如《藏府经络先后病脉证》曰:"夫肝之病,补用酸,助用焦苦,益用甘味之药调之。酸入肝,焦苦入心,甘入脾,脾能伤肾,肾气微弱,则水不行,水不行,则火气盛,则伤肺……则肝气盛,则肝自愈。此为治肝补脾之要妙也,肝虚用此法,实则不在用之。"利用五脏与五味及五脏生克关系系统论述了肝气盛之治法。

(3)《中藏经》:《黄帝内经》奠定了脏腑辨证的理论基础,《金匮要略》是脏腑辨证理论临床应用的开端,至《中藏经》才形成了全面系统的脏腑理论和辨证论治体系。

《中藏经》,又名《华氏中藏经》,具体成书年代不详。《中藏经》对中医学理论形成的哲学基础、脏腑及阴阳寒热虚实辨证、病因、治则、生死逆顺、预后均有独到的论述,是一部可以很好补充《黄帝内经》《伤寒杂病论》等著作不足之处的经典之作。关于脏腑辨证的论述见于卷上"论五藏六府虚实寒热生死逆顺脉证之法第二十一"至"论大肠虚实寒热生死逆顺脉证之法第二十九"及卷中"论肾脏虚实寒热生死逆顺脉证之法第三十"至"论三焦虚实寒热生死逆顺脉证之法第三十二"。如"论肝藏虚实寒热生死逆顺脉证之法"言："肝中寒，则两臂痛不能举，舌本燥，多太息，胸中痛，不能转侧，其脉左关上迟而涩者是也……"

《中藏经》第一次全面系统地阐述了脏腑理论及其辨证论治体系，对脏腑辨证理论体系的发展具有承上启下的重要作用，标志着中医脏腑辨证理论体系的初步形成。

2. 脏腑辨证理论的丰富发展

(1)《备急千金要方》：是唐代孙思邈所编撰，是我国最早的方剂学专著，又堪称我国第一部医学百科全书。书中详细论述了唐代以前的医学理论、方剂、诊法、治法、食养，代表了当时的医学发展水平，很多方剂至今还指导着临床。关于脏腑辨证的内容主要见于"卷第十一·肝藏"至"卷第二十·膀胱府"，并按脏腑系统归纳了疾病分类法，补充了方证内容，扩展了脏腑病理及经络循行的内容，每一脏、每一腑都自成体系。

《备急千金要方》对脏腑辨证理论的发展主要体现在两个方面：①内容不局限于理、法，补充了方证内容：脏证腑证皆以虚实为纲，并列有对治的方剂；脏腑证皆有相对应的特异性脉象，是判断脏腑证病位与病性的依据；此外，扩展了脏腑病理内容，增加了脏腑经络循行内容，对判断脏腑病变部位与性质开拓了新的思路；②对脏腑生理、病理及诊治认识更加深刻，且论述更加系统：《备急千金要方》在内容上基本包含了《中藏经》关于脏腑生理、病理的全部论述，并在论述上更加详细；脏与腑皆从生理至病理至脏证腑证论治，且腑从属于脏，表里对应之脏腑证列于脏卷之中。

(2)《小儿药证直诀》：是北宋钱乙所著，是我国现存的第一部儿科专著。书中详细论述了小儿生理、病理特点，强调儿科五脏辨证，立五脏补泻方,完善了脏腑辨证体系。其上卷论述脉证治法,介绍小儿脉法、变蒸、五脏所主、五脏病等八十一脉证,对小儿生理、病理特点做了精辟论述,强调小儿病论治以脏腑辨证为宗旨,充实了临证治法和方剂。钱乙认为,小儿在生理上"五藏六府,成而未全,全而未壮",病理上"脏腑柔弱,易虚易实,易寒易热",这是其临证指导思想,辨证则以"五藏为纲",分列心、肝、脾、肺、肾五脏虚实的主要证候、治疗原则及处方用药,同时又认为五脏是一个互相联系的整体,五脏与自然界关系密切。

《备急千金要方》与《小儿药证直诀》完善了脏腑辨证理论体系。

3.脏腑辨证理论的完善与成熟 张元素的脏腑辨证理论集中体现在其著作《医学启源》中。张元素在继承《黄帝内经》《金匮要略》《中藏经》《备急千金要方》及《小儿药证直诀》相关论述的基础上,增加了五脏是动病、所生病,五脏苦欲补泻及用药,脏腑虚实寒热的治则和处方用药。同时,张元素首创的药物归经学说和引经报使学说,为药物与脏腑、经络之间的对应关系指明了方向,使具体药物与脏腑、经络之间的对治关系更加明晰。张元素提出的"气味厚薄寒热阴阳升降""藏气法时补泻法""三才治法""三感之病"和制方法度等理论,充实了脏腑辨证体系。

张元素建立的理法方药完备的脏腑辨证理论体系标志着脏腑辨证理论的成熟,这一理论体系成为宋金之后脏腑病机理论的先导,对后世医家产生了深刻的影响,尤其是对明清温补学派关于脾肾的专题研究起到不可估量的作用。

(二)张元素脏腑病机理论

张元素善于吸收前人的学术成就与经验,博取诸家所长,一方面,他学习当代医名贯世的刘完素,摘取其阐发自病机十九条的六气病机理论,取其精华;对于运气学说对大自然的气候以至人体的影响,他同时选择性地吸纳了。而另一方面,张元素脏腑病机理论的主体内容是来自七篇大论以外《黄帝内经》的其他篇章。《黄帝内经》虽然只有《素问·至真要大论》篇提出"病机"一词,但《黄帝内经》中有关病机的内容非常丰富,但是分散于各个篇章之中。卢红蓉等整理得出《黄帝内经》对100多种具体病证的病机做了简要论述,并对热病、咳、喘、痹、瘘、水肿、痛证、疟、癫狂、痈疽等20多种病证的病机做了较为详尽的阐述。对于这些不同的病证,《黄帝内经》的作者尝试从脏腑、经脉、营卫等不同方面加以讨论说明,其中以脏腑为中心的论述占着主要地位。历代环绕《黄帝内经》脏腑病机的相关论述,而又同时影响着张元素的,包括有《难经》《中藏经》《小儿药证直决》等。

1. **主体内容** 张元素在《医学启源》卷首第一篇的《天地六位藏象之图》,勾划了五脏六腑、五行、五运六气与天地人之间的关系。第二篇《手足阴阳》寥寥数语精简地表达了对人体脏腑经脉的看法,"肝、心、脾、肺、肾,皆属阴,五藏也。胆、胃、三焦、膀胱、大肠、小肠,皆属阳,六府也。"张元素把《中藏经》论脏腑虚实寒热生死逆顺脉证之法共十一篇全部转载,成为《医学启源》第三篇《五藏六府除心包络十一经脉证法》的内容,虽然这是《中藏经》之文字,却是借助前人的著述来表达自己的见解,成为张元素脏腑病机的主要内容。张元素没有停留在这里,他在对每一脏腑的论述之后,加上《主治备要》部分,内容首先引用《灵枢·经脉》篇"是动、所生病"段落,说明该脏或腑相属的经脉所出现的常见病证,在五脏部分,引用《素问·藏气法时论》篇五脏苦欲补泻用药方法和《难经》的"虚则补其母,实则泻其子"等治疗原则,以及应用钱乙五脏补泻的方剂等;六腑方面,在叙述《灵枢·经脉》篇"是动、所生病"段落之后,引用《脉诀》详细论述该腑与其表里的脏的脉象变化情况。由此,在《黄帝内经》的基础上,同时广泛引用其他医学著作,汇集成一个以五脏六腑为主体,以虚实寒热为纲,以脉证判断疾病情况、论述当中的病理变化、生死逆顺,理、法、方、药齐备的脏腑病机辨证论治体系。

在对每一脏腑详细论述之前,张元素引用《中藏经》论五脏六腑虚实寒热生死逆顺之法,提出"夫人有五藏六府,虚实寒热,生死逆顺,皆见形证脉气,若非诊切,无由识也。虚则补之,实则泻之,寒则温之,热则凉之,不虚不实,以经调之,此乃良医之大法也"。首先说明良医治病,一定要四诊合参,辨别疾病属于何脏何腑,寒热虚实,然后才可以确定治疗的方法。张元素的脏腑病机理论的主体内容,就是按照五脏六腑十一经脉,分为十一部分展开论述。

2. 理论特点 张元素的脏腑病机理论的主体内容大部分来自《中藏经》,但编排次序略有不同,与《灵枢·经脉》篇的次序,更是大异其趣。《灵枢·经脉》篇的十二条经脉按照循行次序分别为:手太阴肺经、手阳明大肠经……足厥阴肝经等,而张元素仍然是以十二经脉分成十二部分去论述脏腑病机理论,但以肝经排首位,最后是膀胱经,不按经脉篇的循行次序来排先后。而《中藏经》明显是按照五脏所属的五行相生次序的先后来叙述,肝胆属木、心小肠属火、脾胃属土、肺大肠属金,肾膀胱属水等,三焦作为孤腑,附于五对脏腑之后。张元素本于《中藏经》的脏腑论述次序上进行改动,把心包与三焦配属成表里脏腑,插入脾胃与肺大肠之间,改动之后,显而易见,变成六气之"客气"的排列:厥阴风木、少阴君火、太阴湿土、少阳相火、阳明燥金、太阳寒水。

张元素的脏腑病机理论主要来自《医学启源》,而他的另一部著作《藏府标本寒热虚实用药式》作为对其脏腑病机理论的一个具体应用,以一本临床手册的形式出现,内容同样是以五脏六腑来作基本的分类,在每一脏腑之下,首先说明该脏腑所主以及生理功能,本病、标病相关的病证,继而针对该脏腑的本病标病虚实寒热的不同情况,提出相应的治疗方法与适用药物,是一本临床价值很高的著作,被李时珍载入《本草纲目》,清代周学海对之校注收入《周氏医学丛书》之中。在

《藏府标本寒热虚实用药式》中,张元素补充了他对标本的看法,但是由于写作方式非常简化,没有很清楚的说明,以致本病标病所指为何,需要做进一步的分析。周学海评注《藏府标本寒热虚实用药式》时指"本病"为脏腑之病,"标病"为经络之病。同时,从书中内容可以找到足够的证据支持这个看法。

在五脏六腑之中,张元素更重视五脏,将六腑从属于五脏。在《五脏六腑·除心包络十一经脉证法》中,五脏的内容比六腑详细,在每一脏的《主治备要》中都详述治法方药;而对于六腑的处理,内容较少,标题也较为简短,并没有列出相应的治法方药(除三焦之外)。并且,在《医学启源》卷之上的最后部分,再重复五脏补泻法,卷之下《用药备旨》全卷在《素问·藏气法时论》的五脏苦欲补泻法基础之下,将药物分属五类(风升生,热浮长,湿化成,燥降收,寒沉藏),透过五行属性与五脏相关,指导对五脏药物的使用。此外,"诸暴强直,支痛软戾,里急筋缩,皆属于风""诸风掉眩,皆属肝木",风热湿火燥寒六气造成的诸多病证,通过五行,最终也可归属于五脏。对于张元素来说,所谓治病求本,就是辨别出疾病是归属于五脏的哪一脏,找到是哪一脏出了问题,就是找到了疾病的根源,就是病机所在。

二、药物归经学说

1. 发展了归经学说   在清代沈金鳌的《要药分剂》中首次出现"归经"这一名词,其将"归经"一词作为专项列于"主治"项后说明药性,并采用五脏六腑之名。但归经理论的先声早在《黄帝内经》中就出现了,《素问·宣明五气》篇已论述了五味作用定向定位的概念,云:"五味所入,酸入肝,辛入肺,苦入心,咸入肾,甘入脾。"说明酸、苦、甘、辛、咸五味之特性对五脏具有选择性作用。《伤寒论》六经辨治将药物分经应用成为归经理论形成的基础。唐代陈藏器《本草拾遗》、宋代寇宗奭《本草衍义》则部分的阐述了药物定向定位的归经作用,并且逐渐和脏腑经络联系在一起。

至张元素的《医学启源》《珍珠囊》才正式将归经作为药性加以论述,并且认为根据药物的性能和趋向应用药物,临床上能够获得更好的疗效。王好古的《汤液本草》中有 77 味药物以"入某经"、归"某脏"为专项加以说明其归经,至此,系统的归经理论才正式确立。

归经是指药物对于机体某部分的选择性作用,即某药对某些脏腑经络有特殊的亲和作用,因而对这些部位的病变起着主要或特殊的治疗作用。易水学派发展了药物归经学说,张元素《珍珠囊》记载:"防风,纯阳,太阳经本药。身去上风,梢去下风;细辛,纯阳,少阳本药,治头痛,颈痛;白芷,辛,纯阳,阳明经本药,治正阳阳明头痛;羌活,甘苦,纯阳,太阳经头痛,去诸骨节疼痛非此不能除;麻黄,苦甘,阴中之阳,泄卫中实,去荣中寒,发太阳少阴之汗,入手太阴。"《医学启源》曰:"葛根,气平味甘,除脾胃虚热而渴,又能解酒之毒,通行足阳明之经;藁本,气温,味大辛,此太阳经风药,治寒气郁结于本经,治头痛脑痛齿痛;苦参,气寒味苦,足少阴肾经之君药也,治本经须用。"从上述记载可看出,防风、羌活、藁本入太阳经,细辛入少阳经,白芷、葛根入阳明经,麻黄入太阴经,苦参入肾经,由张元素在药物中正式记述了归经的内容。

张元素之《珍珠囊》为其撰写的一部本草著作,共计 113 味药,药味虽少却言简意赅。李时珍评价为:"辨药性之气味、阴阳、厚薄、升降、浮沉、补泻、六气、十二经及随证用药之法。"有近 30 味药直接说明其归经。如细辛:"辛,纯阳。主少阴苦头痛",苍术:"甘、辛,阳中微阴。诸肿湿非此不能除。足阳明太阴,能健胃安脾",可见其对归经之重视程度。

易水学派对归经在临床实践中的运用中明确提出了去各脏腑之火应用某些具体药物的论述。张元素在《医学启源》专列去脏腑之火一节:"黄连泻心火,黄芩泻肺火,白芍药泻肝火,知母泻肾火,木通泻小肠火,黄芩泻大肠火,石膏泻胃火。柴胡泻三焦火,须用黄芩佐之;柴胡泻肝火,须用黄连佐之,胆经亦然。黄柏泻膀胱火,又曰龙火,膀胱乃水之腑,故曰龙火也。"最后张元素又说:"以上诸药,各泻各经之火,不惟止能如此,更有治病,合为君臣,各详其宜而用之,不可执而言也"。说明张元素不仅阐明了药物具有归经的作用,更可贵的是能够将药物的归经在实践中应用并得到验证,后世医家对于以上泻火诸药的广泛实践亦证实了其理论的正确性。

王好古亦在《汤液本草》中专列"藏府泻火药"一篇,记载如下:"黄连泻心火,木通泻小肠火;黄芩泻肺火,栀子佐之,黄芩泻大肠火;柴胡泻肝火,黄连佐之,柴胡泻胆火亦以黄连佐之;白芍药泻脾火,石膏泻胃火;知母泻肾火,黄柏泻膀胱火;柴胡泻三焦火,黄芩佐之。"王好古与张元素对脏腑泻火药的认识有两方面不同,一是王好古以脏腑表里关系的创新形式来阐述脏腑泻火药,即心与小肠相表里,肺与大肠相表里,肝与胆相表里,脾与胃相表里,肾与膀胱相表里,与张元素先列五脏、后列六腑之形式不同,使后人看到后更加清晰明了;二是内容上的不同,前者认为白芍泻肝火,而后者认为白芍泻脾火,前者没有说明栀子泻肺火,后者则认为栀子可以泻肺火。可看出王好古对脏腑泻火药有自己的认识,对于易水学派的传承是有自己见解和发挥的。

此外,王好古还明确把药物归经作为论述药物的重要内容之一,《汤液本草》记载:"川芎,气温,味辛,纯阳,无毒,入手足厥阴经,少阳经本经药;缩砂,气温,味辛,无毒,入手足太阴经、阳明经、太阳经、足少阴经;牡蛎,气微寒,味咸平,无毒,入足少阴经;五味子,气温,味酸,阴中阳,微苦,味厚气轻,阴中微阳,无毒,入手太阴经、足少阴经;桑白皮,气寒,味苦酸,甘而辛,甘厚辛薄,入手太阴经。"这种将归经单独列出论述中药的体例,成为后世编撰本草著作的范例。

2. 首创引经报使学说

(1)首创药物引经报使理论:张元素临证用药,尤其重视药物归经,首创药物引经报使理论。《医学启源》记载:"太阳经,羌活;在下者黄柏,小肠、膀胱也。少阳经,柴胡;在下者青皮,胆、三焦也。阳明经,升麻、白芷;在下者,石膏,胃、大肠也。太阴经,白芍药,脾、肺也。少阴经,知母,心、肾也。厥阴经,青皮;在下者,柴胡,肝、包络也。以上十二经的药也。""的药"即引经药的意思。须知引经药与归经是两个概念,归经指的是药物到达病所,即到达某脏腑并对某脏腑病变起治疗作用。引经药则是指某药能够引领某一味药或几味药或整个方剂到达病变脏腑,起导引作用。

李东垣继承并发扬了其师引经报使理论,在其《用药心法》(汤液本草卷上)中列出六经报使药:"太阳,羌活,下黄柏;阳明,白芷、升麻、下石膏;少阳,柴胡,下青皮;太阴,白芍药;少阴,知母;厥阴,青皮、柴胡。"而且编写了引经报使歌诀如下:"小腹膀胱属太阳,藁本羌活是本方。三焦胆与肝包络,少阳厥阴柴胡强。阳明大肠兼足胃,葛根白芷升麻当。太阴肺脉中焦起,白芷升麻葱白乡。脾经少与肺经异,升麻芍药白者详。少阴心经独活主,肾经独活加桂良。通经用此药为使,更有何病到膏肓。"

从歌诀中可以总结出李东垣十二经之引经药:足太阳膀胱经为羌活、藁本,足少阳胆经为柴胡、青皮,足阳明胃经为升麻、葛根、白芷、石膏,足太阴脾经为白芍药、升麻、白芷、葱白,足少阴肾经为独活、桂枝,足厥阴肝经为柴胡、青皮,手太阳小肠经为羌活、藁本,手少阳三焦经为柴胡、青皮,手阳明大肠经为葛根、白芷、升麻、石膏,手太阴肺经为白芷、升麻、葱白、白芍药,手少阴心经为独活,手厥阴心包经为柴胡、青皮。

通过与张元素所列十二经引经药对比不难发现,李东垣关于引经报使理论与其师不同之处有三点:①张元素只是从宽泛的六经角度阐述引经报使,一条经络配属一个或几个药,并未具体配属于哪一脏腑。如太阳经,羌活、黄柏皆可报使,但是具体羌活、黄柏入太阳经的小肠经还是膀胱经,张元素并未提及。李东垣在张元素理论基础上结合自己临床经验得到了引经报使中药,并将引经报使药配属了具体的脏腑,如足太阳膀胱经,羌活、藁本是引经报使药,说明羌活、藁本皆可引入太阳经而且是膀胱经;②在数量上比张元素多,如引入太阴经的张元素只列出了白芍药,而李东垣认为白芷、升麻、葱白、白芍皆为太阴经引经药;③对于某些中药究竟是哪一经络的引经药,李东垣与张元素的认识是不同的。如入太阳经,张元素认为羌活、黄柏为引经药,而李东垣认为是羌活、藁本,并没有认为黄柏为太阳经引经药;张元素认为知母为少阴经引经药,可引入心经与肾经,而李东垣认为独活为心经,独活、桂枝为肾经引经药。以上三点说明李东垣在认识上与张元素是不同的,这种认识首先是建立在继承其师理论基础之上的,其次是经过李东垣在临床实践中的反复观察,对不同药物有了自己的认识,才产生了不同的认识。

不论是张元素还是李东垣所认为的引经报使药,经过几百年来临床实践得到的经验和反复观察,至今有些仍在运用,有些今后临证尚需探讨,这充分说明引经报使理论不是一成不变的,它是建立在继承与临床经验积累的基础上并且不断发展着的,尤其是临床经验,尤为重要,这对今后临证探讨,有提示和启迪作用。

(2)引经药的应用:在临床用药中,张元素特别重视引经报使药的使用。即在方中加入引经报使药,用以引导全方治疗方向,使制方有专主,提高疗效。

如《医学启源·卷之下·十二、用药备旨》载:"天麻半夏汤,天麻一钱,柴胡七分,黄芩五分,橘皮七分,半夏一钱,茯苓五分,甘草五分。主治风痰内作,胸膈不利,头痛,上热下寒等。偏头痛乃少阳也,非柴胡不能治;黄芩苦寒酒制炒,佐柴胡治上热,又为引用,故以为臣。橘皮苦辛温,炙甘草甘温,补中益气为佐。生姜、半夏辛温,以治风痰;白茯苓甘平,利小便,导湿热,引而下行,故以为使。不数服而见愈。"以上乃是张元素自述其制方遣药的原理。柴胡辛苦微寒,解表退热,疏肝解郁,升举阳气。于此方中有两个作用,其一为佐黄芩以除热,其二柴胡入少阳经,为少阳引经药,加入柴胡用于引导全方药力以达少阳,治疗少阳头痛。说明张元素在临证时确是注重应用引经药来提高疗效的。

但是,张元素亦认识到引经药为"使药",即方剂的组方法度"君臣佐使"中最低地位,只具有先驱先行作用,用量宜少而精,不能喧宾夺主,混淆主次。如上面所述的天麻半夏汤,柴胡用量为七分,乃是作为臣药来定的,若仅为引经药必不会用到七分。

李杲临证也很重视引经药的应用,如治疗头痛,其曰:"治头痛必用川芎,尚不愈,各加引经药,太阳川芎,阳明白芷,少阳柴胡,太阴苍术,厥阴吴茱萸,少阴细辛是也。"此言论其实最早出自张元素的《医学启源·随证治病用药》:"头痛须用川芎,如不愈,各加引经药,太阳蔓荆,阳明白芷,少阳柴胡,太阴苍术,少阴细辛,厥阴吴茱萸。"对比可知,张元素认为太阳头痛除了通用之川芎外,蔓荆子是治疗的首选,但李东垣认为川芎才是治疗太阳头痛之首选。后世广泛应用这两味药治疗太阳头痛,太阳头痛是就病变部位而言的,但究竟如何应用,这应该从对两味中药的药性认识和明确导致头痛的原因来决定使用。蔓荆子,辛苦,微寒,适用于风热所致头痛;川芎,辛温,功善活血,被誉为血中之气药,最善治疗气血不和之头痛。不论是蔓荆子还是川芎亦或是其余五味中药,临床实践证明上述诸药用于治疗各种头痛确实行之有效,直至今日临床上都在广泛使用。

李东垣用引经药,尤以升麻、柴胡最为常用,但其使用有自己的见解。据有关文献统计,在李东垣的方剂中,使用频率最大的是升麻、柴胡,且用量较少,多在几钱,可见李东垣认为升麻、柴胡的使用非轻清不可升浮,乃顺阳气升浮之性,其量少而力宏,以轻制胜。若引经药用量太大,会导致气血升发或沉降太过,导致气血运行失常。但是如果想让引经药发挥其他疗效,其用量则另当别论。

3. 升华药物气味厚薄寒热阴阳升降理论 《素问·阴阳应象大论第五》有云:"水为阴,火为阳,阳为气,阴为味。味归形,形归气,气归精,精归化。精食气,形食味,化生精,气生形。味伤形,气伤精,精化为气,气伤于味。阴味出下窍,阳气出上窍。味厚者为阴,薄为阴之阳;气厚者为阳,薄为阳之阴。味厚则泄,薄则通。气薄则发泄,厚则发热。壮火之气衰,少火之气壮,壮火食气,气食少火,壮火散气,少火生气。气味辛甘发散为阳,酸苦涌泄为阴。"《素问·至真要大论第七十四》又云:"辛甘发散为阳,酸苦涌泄为阴,咸味涌泄为阴,淡味渗泄为阳。六者或收或散,或缓或急,或燥或润,或软或坚,以所利而行之,调其气使其平也。"

《素问病机气宜保命集·卷上·本草论第九》:"薄为阴之阳,为味不纯粹者也。故味所厚,则泻之以下;味所薄,则通气也。附子、干姜味甘温大热,为纯阳之药,为气厚者也;丁香、木香味辛温平薄,为阳之阴,气不纯粹者也。故气所厚则发热,气所薄则发泄。"刘完素解释了气味的"厚""薄"概念,指出了"厚""薄"的纯粹与不纯粹之分,这几句话言简意赅,却是药物气味理论的一个突破,将药物的气和味进行了再次的分级划分,以解决药物功能的多样性,也解决了药物功能同中之异、异中之同的理论问题。

气属阳,味属阴,气薄味薄,又体现着阴中之阳、阳中之阴。张元素根据内经理论,又将《黄帝内经》阴阳学说引入到药物理论中,对药物气味厚薄、趋向作了进一步发挥。张元素特举例做了说明。《医学启源·卷之下·十二、用药备旨》载:"升降者,天地之气交也,茯苓淡,为天之阳,阳也,阳当上行,何谓利水而泄下?经云:气之薄者,阳中之阴,所以茯苓利水而泄下,亦不离乎阳之体,故入手太阳也。麻黄苦,为地之阴,阴也,阴当下行,何谓发汗而升上?经曰:味之薄者,阴中之阳,所以麻黄发汗而升上,亦不离乎阴之体,故入手太阴也。附子,气之厚者,乃阳中之阳,故经云发热;大黄,味之厚者,乃阴中之阴,故经云泄下。竹淡,为阳中之阴,所以利小便也;茶苦,为阴中之阳,所以清头目也。清阳发腠理,清之清者也;清阳实四肢,清之浊者也;浊阴归六腑,浊之浊者也;浊阴走五脏,浊之清者也。"其所谓的"清之清""清之浊""浊之浊""浊之清"比之刘完素的"纯粹""不纯粹"有异曲同工之妙,而且更为清晰。

张元素又总结了药物性用与气味之间的联系,认为"凡同气之物,必有诸味;同味之物,必有诸气。互相气味,各有厚薄,性用不等,制方者必须明其用矣"。李东垣秉承师意,于《脾胃论》中指出:"凡药之所用,皆以气味为主,补泻在味,随时换气。气薄者为阳中之阴,气厚者为阳中之阳,味薄者为阴中之阳,味厚者为阴中之阴。辛、甘、淡中热者为阳中之阳,辛、甘、淡中寒者为阳中之阴,酸、苦、咸之寒者为阴中之阴,酸、苦、咸之热者为阴中之阳。夫辛、甘、淡、酸、苦、咸,乃味之阴阳,又为地之阴阳也。温、凉、寒、热,乃气之阴阳,又为天之阴阳也。气味生成,而阴阳造化之机存焉。一物之内,气味兼有,一药之中,理性具焉。主对治疗,由是而出"。

须知这里物是指药物,是讲差异的,即药物作用的多样性。试图解决同气味药物作用差别问题,煞费苦心。但是,气味只是药物作用差别问题的一种理论解释,究其根本,还是临床效果决定。气味是人为规定的,只是理论的解释。

王好古进一步完善药物气味厚薄理论:将药物气味与五脏六腑结合起来阐述补泻,以明世人。《汤液本草》记载:"肝胆,味:辛补酸泻。气:温补凉泻。肝胆之经前后寒热不同,逆顺互换,入求责法;心、小肠,味:咸补甘泻。气:热补寒泻。三焦命门补泻同;脾胃,味:甘补苦泻。气:温凉寒热补泻,各从其宜。逆顺互换,入求责法;肺、大肠,味:

酸补辛泻。气：凉补温泻；肾、膀胱，味：苦补咸泻。气：寒补热泻。"此时不是从药物角度，而是换成脏腑角度阐述气味厚薄理论，以脏腑统帅用药的总原则，更为实用。如肝胆，就五味来讲，辛味是补，酸味是泻，四气来讲，温为补，凉为泻。治疗时当补则选辛味药物，当泻则选酸味药物，四气亦同。若肝胆病变前后寒热不同，那么四气五味补泻反过来，则酸味是补，辛味是泻，凉为补，温为泻。

从脏腑角度谈论气味的运用，就将医学的生理、病理理论同药学理论紧密地联系在一起了，这自然也是中医脏象理论和药学理论的突破，是中医药理论的特色所在。

4. 以功能分类药物的萌芽　张元素又将气味厚薄理论与升降浮沉、四时、六气、生长化收藏等规律联系起来，在阴阳五行理论的大框架中，把药物分成了五类，以天人合一的整体思想，从更广泛的角度将药学理论与医学理论有机结合起来，这对药学理论来说是一个巨大飞跃。同时，成为以功能分类药物的重要开端。

风升生：味之薄者，阴中之阳，微薄则通，酸、苦、咸、平是也。秦芄、防风、桔梗、羌活、葛根、升麻、川芎、柴胡、荆芥、威灵仙、细辛、白芷、蔓荆子、鼠粘子、藁本、天麻、麻黄、独活、薄荷、前胡。

热浮长：气之厚者，阳中之阳，气厚则发热，辛、甘、温、热是也。附子、缩砂仁、生姜、益智仁、乌头、良姜、肉桂、桂枝、丁香、厚朴、木香、干姜、白豆蔻、川椒、吴茱萸、茴香、草豆蔻、延胡索、红花、神曲。

湿化成：戊土其本气平，其兼气温、凉、寒、热，在人以胃应之；己土其本味淡，其兼味辛、甘、咸、苦，在人以脾应之。槟榔、人参、当归、熟地黄、诃子、半夏、白术、橘皮、青皮、紫草、藿香、京三棱、甘草、阿胶、桃仁、杏仁、苍术、大麦蘖、黄芪、苏木。

燥降收：气之薄者，阳中之阴，气薄则发泄，辛、甘、淡、平、寒、凉是也。茯苓、滑石、车前子、灯心草、五味子、白芍药、麦门冬、犀角、天门冬、乌梅、地骨皮、通草、枳壳、瞿麦、琥珀、猪苓、连翘、泽泻、枳实。

寒沉藏:味之厚者,阴中之阴,味厚则泄,酸、苦、咸、寒是也。黄柏、黄连、草龙胆、知母、朴硝、瓜蒌根、汉防己、牡蛎、生地黄、玄参、苦参、石膏、川楝子、黄芩、香豉、地榆、大黄、栀子(《医学启源·卷之下·十二、用药备旨》)。

风升生、热浮长、湿化成、燥降收、寒沉藏是药物分类法,通过药物作用趋向类比六气功能,将具有相似功能的药物划分为一类,将中药按功能分类。现在中药分类方法也是以功能来分的,如止咳平喘药、润肠通便药、化瘀止血药、利水消肿药、平肝息风药等,皆是以药物所具有的主要功能进行统一划分,这种功能分类法具有便捷、易记的特点。

在张元素之前,北齐徐之才按功用归类药物,分为宣、通、补、泄、轻、重、滑、涩、燥、湿 10 类,《本草纲目·序例》引徐之才《药对》曰:"药有宣、通、补、泄、轻、重、涩、滑、燥、湿十种""宣可去壅""通可去滞""补可去弱""泄可去闭""轻可去实""重可镇怯""涩可固脱""滑可去着""燥可去湿""湿可去燥"。宋代《圣济总录》在每种药物分类之后添加"剂"字,变为方剂功用分类法。《伤寒方药明理论·序》曰:"制方之体,宣、通、补、泻、轻、重、涩、滑、燥、湿十剂是也。"至此始有十剂之名,十剂渐渐被视为方剂按治法或功能分类的一种方法,而逐渐淡化了以功能分类药物。

张元素这五类中药分类实则是再次恢复了以功能分类药物,是现在中药功能分类法之先驱之一。但是,他的划分还是粗略的,提纲挈领的。其后的张子和按照风、寒、暑、湿、燥、火"六门"划分方剂显然受到了张元素的影响,张子和的方剂分类法与现代就更加接近了。

5. 五脏苦欲理论 《素问·藏气法时论第二十二》:"肝主春,足厥阴少阳主治,其日甲乙,肝苦急,急食甘以缓之;心主夏,手少阴太阳主治,其日丙丁,心苦缓,急食酸以收之;脾主长夏,足太阴阳明主治,其日戊己,脾苦湿,急食苦以燥之;肺主秋,手太阴阳明主治,其日庚辛,肺苦气上逆,急食苦以泄之;肾主冬,足少阴太阳主治,其日壬癸,肾苦燥,急食辛以润之。"

"肝欲散,急食辛以散之,用辛补之,酸泻之;心欲软,急食咸以软之,用咸补之,甘泻之;脾欲缓,急食甘以缓之,用苦泻之,甘补之;肺欲收,急食酸以收之,用酸补之,辛泻之;肾欲坚,急食苦以坚之,用苦补之,咸泻之。"张元素根据以上经文总结为五脏苦欲理论,并于每脏之后附上相对应药物。

五脏"所苦"对应药物为:肝苦急,急食甘以缓之,甘草;心苦缓,急食酸以收之,五味子;脾苦湿,急食苦以燥之,白术;肺苦气上逆,急食苦以泄之,黄芩;肾苦燥,急食辛以润之,黄柏、知母。

五脏"所欲"对应药物:肝欲散,急食辛以散之,川芎;以辛补之,细辛;以酸泻之,白芍药。心欲软,急食咸以软之,芒硝;以咸补之,泽泻;以甘泻之,黄芪、甘草、人参。脾欲缓,急食甘以缓之,甘草;以甘补之,人参;以苦泻之,黄连。肺欲收,急食酸以收之,白芍药;以酸补之,五味子;以辛泻之,桑白皮。肾欲坚,急食苦以坚之,知母;以苦补之,黄柏;以咸泻之,泽泻。

五脏"苦欲",亦即五脏喜恶。"苦"理解为"害怕""讨厌",而"欲"理解为"喜欢""想要"。这是从生理角度得出的五脏苦欲结论,也就是说,"欲"是生理特性,生理趋向,是正常的,是应该维护和促进的。但"欲"太过,也不正常,应该加以抑制,所以要"泻之"。"苦"是病理特性,病理趋向,是不正常的,应该制止和改善。

以肝为例,生理上,肝是害怕"急"的,应用味甘之物缓和;肝在生理上是喜好"散"的,应用味辛之物疏散,即"急食辛以散之,川芎",此时,辛味之物对于肝来说是补的,所以叫"以辛补之,细辛",如果"散"得太过了,要用对应的酸味之物收敛,这是"泻"的,所以叫"以酸泻之,白芍药"。这里一定要搞清楚"辛补""酸泻"等概念所指,切不可混淆,也要与其他理论区别开来,其余四脏同上所述。

可以看出,脏腑的欲和苦,是实际观察脏腑功能得到的,是一种规定性,不是五行理论,是一种脏腑学说。所对应的"药味"辛、咸、苦、甘等五味,是从味的功能选择的,是味的功能决定的,如需要"软",就要用具有"软坚"功能的"咸"味;需要"散",就要用具有"辛散"功能的"辛"味;需要"收敛",就要用具有"收敛"功能的"酸"味。具体的药物,由需要的"味"来决定。当然,药物的味和作用,也是从实践中观察而来,也是一种规定性。

王好古在继承五脏苦欲理论之上又有所补充发展。先于每脏之后列出了该脏"所苦""所欲",然后又列出了该脏"虚""实"后的用药原则和所主之方。如《汤液本草》:"肝,虚以生姜、陈皮之类补之。经曰:虚则补其母。水能生木,肾乃肝之母。肾,水也,苦以补肾,熟地黄、黄柏是也,如无他证,钱氏地黄丸主之。实则白芍药泻之,如无他证,钱氏泻青丸主之。实则泻其子,心乃肝之子,以甘草泻心。"王好古所说的"虚""实"其实包括两个方面,一方面是该脏的"实"则泻该脏,该脏之子实,则泻该脏之子;另一方面是该脏"虚"则补该脏,该脏之母虚,则补该脏之母,其余四脏皆以此论之。

王好古的苦欲理论,在脏腑"补泻"问题上,又做"虚实"划分,对于"虚实"的解决,又引入了脏腑五行生克的学说。这与张元素的理论不完全相同,是有区别的,是苦欲理论的一个分支,或者说,是解决问题的另一个思路和方法,丰富了苦欲理论。

6. 根升梢降理论 张元素在应用很多根茎类药物时强调,药之部位的不同,所治病证或药的作用趋向亦不同。如防风:甘,纯阳,太阳经本药,身去上风,梢去下风。又如甘草:梢去肾经之痛。柴胡:去往来寒热,胆痹非柴胡梢子不能除。这便是张元素对中药的另一个理论贡献,即阐明了药物根升梢降的理论。

据其《医学启源》记述:"凡根之在上者,中半以上,气脉上行,以生苗者为根。中半以下,气脉下行,入土者为梢。当知病在中焦用身,上

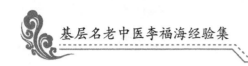

焦用根,下焦用梢。"

现在我们所认为的根和梢一个是地下部分,一个是地上部分。以树木为例,树木的地下部分称之为根,树木的地上枝干的末端部分称之为梢。需知此处张元素所论之"根"与"梢"并不是我们现在所认知的概念,而是专指以根入药的根的本体,即根本身之上部称之为根,根本身之中部称之为身,根本身之下部称之为梢。故其认为根之身能除中焦之病,根之上能除上焦之病,根之梢能除下焦之病。

张元素根据其临床实践经验得出这一理论,并不是空穴来风,它反映了根的上中下三部分功能的不同。这应该是有道理的,有物质基础的。因为根的各部分显然存在着粗细的不同,与土壤接触位置的不同。从现代化学、药学的角度思考,是否存在着成分的差异呢?这个理论需要进一步实践、验证和研究。

7. 重视药物炮制 张元素临证用药讲究药物炮制后的作用,认为药物经过炮制后能改变药性,尤其重视药物生熟的用法。《医学启源·卷之下·十二、用药备旨》:"黄连、黄芩、知母、黄柏,治病在头面及手梢皮肤者,须酒炒之,借酒力上升也。咽之下者,脐之上者,须酒洗之;在下者,生用。凡熟升生降也。大黄须煨,恐寒伤胃气;至于乌头、附子,须炮去其毒也。用上焦药,须酒洗曝干。黄柏、知母等,寒药也,久弱之人,须合之者,酒浸曝干,恐寒伤胃气也;熟地黄酒洗亦然。当归酒浸,助发散之用也。"

"酒洗""酒浸"皆为炮制之法中的生品制法,"酒炒之""炮去其毒"为药物熟品的炮制法。也就是说如果治下焦病变则用生品,如治上焦甚或头面则酒炒或酒浸,有毒的需要炮制去之,大寒之品需要煨制以护胃气。直至今天,以上所列举之药物炮制方法仍在临床应用,可见其影响之深远。

罗天益亦重视炮制,临床应用时将部分中药进行必要的加工和炮制。如"醋煮三棱丸"用川芎(二两,醋煮微软,切做条子)、京三棱(四两,醋煮软,竹刀切作片子,晒干)、大黄(半两,醋纸裹,火煨过,切),三味为末,水糊丸如桐子大,每服三十丸,温水下无时。治一切积聚,远年近日,皆治之,如神效。病甚者一月效,小者半月效。

"法制陈皮":茴香(炒)、青盐(炒)、甘草(各二两,炙),干生姜、乌梅肉(各半两),白檀(二钱半),六味为末,外以陈皮半斤,汤浸去白,净四两,切作细条子。用水一大碗,煎药末三两同陈皮条子一处,慢火煮。候陈皮极软,控干,少时用干药末拌匀焙干。每服不拘多少,细嚼,温姜汤下,不拘时。功效消食化气,宽利胸膈,美进饮食。

8. 讲究服药方法　王好古讲究服药方法,他根据《素问·生气通天论第三》:"平旦人气生,日中而阳气隆,日西而阳气已虚,气门乃闭。"总结出人体阳气随昼夜呈节律性变化,服药时间不应一成不变。

王好古说:"假令附子与大黄合而服之,昼服则阳药成功多于阴药,夜服则阴药成功多于阳药,是从其类也。况人之疾,独不然乎?若病阳证,昼则增剧,夜则少宁;若病阴证,昼则少宁,夜则增剧。是人之阴阳寒热,从天地之行阴行阳也,寒热之化,以此随之。故前人治阴证用阳药续于夜半之后者,所以却类化之阴而接身与子所生之阳也。"

从以上所述不难看出,王好古认为人体之阴阳符合天地之阴阳的规律,阴药阳药应对应疾病性质及人体阴气阳气自然旺盛周期来作为最佳服药时间,即阳证应于夜里服阴药,阴证应于白天服用阳药。这里的阳证乃表证、热证、实证的总结,阳药为气轻、味薄、性质温热之类药物,而阴证、阴药则与之相反。现代新兴的时间药理学,是通过时间生物学来揭示人体生理病理活动中的昼夜节律变化,来选择最佳服药时间的一种服药方法。这与王好古所倡导的服药方法十分相符,说明王好古服药方法有重要的科学价值。

此外,王好古还倡导了多种特殊的服药方法,如提出"凡投热性药,皆需冷服"的热药冷服方法,他认为"内有伏阳则可,若脉已虚,按之全无力,或患者素无所养,只可温服,不然阴气必不能酝酿回阳,利

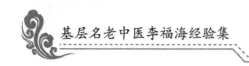
害非轻"，旨在说明避免出现格拒现象。

再如汤沐法（外接法），即患者服药欲汗时，以葱白煎浆作汤，沐四肢以接阳气尤佳。葱白，辛温，归肺、胃经。具有发汗解表，散寒通阳之功效。此处汤沐乃利用葱白能"通阳"之性，使阳气全身通畅，内外衔接，以达发汗之效。

9. **无病不服药**　罗天益《卫生宝鉴·卷一·无病服药辨》："谚曰：无病服药，如壁里安柱，此无稽之说，为害甚大。夫天之生物，五味备焉。食之以调五藏，过则生疾，故《黄帝内经》云：阴之所生，本在五味。阴之五宫，伤在五味。又曰：五味入胃，各归其所喜。故酸先入肝，辛先入肺，苦先入心，甘先入脾，咸先入肾，久而增气，气增而久，天身之由也。又云：酸走筋，辛走气，苦走骨，咸走血，甘走肉，五味口嗜而欲食之，必自裁制，勿使过焉。至于五谷为养，五果为助，五畜为益，五菜为充，气味合而食之，补益精气；倘用之不时，食之不节，犹或生疾。况药乃攻邪之物，无病而可服焉？"

通过对经文的理解和自己临床经验的总结，罗天益告诫我们，食物有五味，嗜好于哪种食物，要切记管住自己，不能过食，而且还告诉我们"五谷""五果""五畜""五菜"倘若食用不节制，无规律，尚能生病，何况药物为治病之物，性味之偏甚于食物，尤其不能无病时服用。

罗天益举工部尚书归登、殿中御史李虚中、襄阳节度使工部尚书孟简、东川节度使御史大夫卢植、金吾将军李道古等案例以为世诫，还在书中列出自己亲眼所见无病服药之案例。

僧阎仲章服火炼丹砂二粒，项出小疮，肿痛不任，牙痒不能嚼物，服凉隔散半斤始缓。后饮酒辄发，药以寒凉之剂则缓，终身不愈。刘氏子闻人言腊月晨，饮凉水一杯，一月至春而无目疾，遂饮之。旬月，觉腹中寒痛不任，咳嗽呕吐，全不思食，恶水而不欲见，足胫寒而逆。医以除寒燥热之剂急救之，终不能效。此皆无故求益生之详，反生病焉或至于丧身殉命，壁里安柱，果如何哉？且夫高堂大厦，梁栋安，基址固,坏涂毁暨,柱于壁中,甚不近人情。洁古老人云:无病服药,乃无事生事。此诚不易之论。人之养身,幸五脏之安泰,六腑之和平,谨于摄生。春夏奉以生长之道,秋冬奉以收藏之理。饮食之有节,起居而有常。少思寡欲,恬淡虚无,精神内守。此无病之时,不药之药也。噫!彼数人者既往不咎矣。后人当以此为诫。

李东垣亦有无病不服药的思想,但他更侧重于无病之身遇六邪之时如何不用服药而防病,亦可认为是治未病思想。

如其在《脾胃论·卷下·摄养》中说:"忌浴当风,汗当风。须以手摩汗孔合,方许见风,必无中风中寒之疾;遇卒风暴寒,衣服不能御者,则宜争努周身之气以当之,气弱不能御者病;如衣薄而气短,则添衣,于无风处居止,气尚短,则以沸汤一碗熏其口鼻,即不短也;如衣厚于不通风处居止而气短,则宜减衣,摩汗孔令合,于漫风处居止;如久居高屋,或天寒阴湿所遏,令气短者。亦如前法熏之;如居周密小室,或大热而处寒凉气短,则出就风日;凡气短皆宜食滋味汤饮,令胃调和;或大热能食而渴,喜寒饮,当从权以饮之,然不可耽嗜;如冬寒喜热物,亦依时暂食;夜不安寝,裘厚热壅故也,当急去之,仍拭汗。或薄而不安,即加之,睡自稳也。饥而睡不安,则宜少食。饱而睡不安,则少行坐;若遇天气变更,风寒阴晦,宜预避之,大抵宜温暖,避风寒,省语,少劳役为上。"

《素问·上古天真论第一》:"虚贼邪风,避之有时,恬淡虚无,真气从之,精神内守,病安从来。"提出了要时时注意防御躲避邪风的保健要求。虽然主要是从"恬淡虚无"的精神状态立论,但落脚在使"真气从之"的结局。

《灵枢·百病始生第六十六》:"风雨寒热不得虚,邪不能独伤人。卒然逢疾风暴雨而不病者,盖无虚,故邪不能独伤人。此必因虚邪之风,与其身形,两虚相得,乃客其形。两实相逢,众人肉坚,其中于虚邪也因于天时,与其身形,参以虚实,大病乃成。"这段经文从感邪与患病两个方面，即邪气和身形正气虚弱来说明人为何患病。更深层意义是告诉我们要增强自身正气，那么遇到风雨寒热之邪气，如果自身实则不病，自身虚则病，这是从自身正气虚实的大方面阐述的。

李东垣从遇到邪气时如何提升自身正气的角度入手，细致地介绍了各种体质和居处情况下的防病方法，体现提升身体正气，使"真气从之"，以达到对"虚邪贼风，避之有时"。这是李东垣的临床经验，亦其对生活经验的总结，涉及到衣、食、住、行、言、睡多方面，可谓详尽而有层次或次第。但其最基本的思想是，不用服药，自身调节，御邪防病。

10. 综合辨证用药宜禁观念　李东垣结合四时、经络、疾病性质、药物性质四方面说明用药应有宜禁，不可不明辨而用之。他对如何正确应用药物治疗疾病做出了贡献：

"凡治病服药，必知时禁、经禁、病禁、药禁。夫时禁者，必本四时升降之理，汗、下、吐、利之宜。大法：春宜吐，象万物之发生；夏宜汗，象万物之浮而有余也；秋宜下，象万物之收成；冬周密，象万物之闭藏，使阳气不动也。经云：夫四时阴阳者，与万物浮沉于生长之门，逆其根，伐其本，坏其真矣。又云：用温远温，用热远热，用凉远凉，用寒远寒，无翼其胜也。故冬不用白虎，夏不用青龙，春夏不服桂枝，秋冬不服麻黄，不失气宜。如春夏而下，秋冬而汗，是失天信，伐天和也；有病则从权，过则更之。"春夏秋冬用药之宜，出自张仲景的《伤寒杂病论》，王叔和的《脉经》中也有载录。仲景学说与内经学说，都阐述了四时与病的关系，李东垣做了强调，并建议要灵活权变，如用药失宜，应及时更改。

"经禁者，足太阳膀胱经为诸阳之首，行于背，表之表，风寒所伤则宜汗，传于本则宜利小便，若下之太早，必变证百出，此一禁也。足阳明胃经，行身之前，主腹胀满，大便难，宜下之，盖阳明化燥火，津液不能停，禁发汗、利小便，为重损津液，此二禁也。足少阳胆经，行身之侧，在太阳、阳明之间，病则往来寒热，口苦胸胁痛，只宜和解；且胆者，无出无入，又主发生之气，下则犯太阳，汗则犯阳明，利小便则使生发之气反陷入阴中，此三禁也。三阴非胃实不当下，为三阴无传本，须胃实得下也。分经用药，有所据焉。"显然，经禁是敷扬张仲景的外感病用药禁忌，是外感病六经用药之禁。

"病禁者，如阳气不足、阴气有余之病，则凡饮食及药忌助阴泻阳。诸淡食及淡味之药，泻升发以助收敛也，诸苦药皆沉，泻阳气之散浮；诸姜、附、官桂辛热之药及湿面、酒、大料物之类，助火而泻元气；生冷、硬物损阳气，皆所当禁也。如阴火欲衰而退，以三焦元气未盛，必口淡淡，如碱物亦所当禁。"看来，病禁是杂病用药以及饮食之禁，与外感病相对应独立立论。这是针对病性而言的，着眼于病证的阴、阳、寒、热、虚、实，是八纲辨证用药的重要思想，后世应当高度重视并加以深究。李东垣把药物与饮食都提到了，既有医疗经验也有生活经验，是观察与思考的结果。

"药禁者，如胃气不行，内亡津液而干涸，求汤饮以自救，非渴也，乃口干也；非温胜也，乃血病也；当以辛酸益之，而淡渗五苦之类，则所当禁也。汗多禁利小便，小便多禁发汗。咽痛禁发汗利小便。若大便快利，不得更利。大便秘涩，以当归、桃仁、麻子仁、郁李仁、皂角仁，和血润肠，如燥药则所当禁者。吐多不得复吐；如吐而大便虚软者，此上气壅滞，以姜、橘之属宜之；吐而大便不通，则利大便，上药则所当禁也。诸病恶疮，及小儿痘后，大便实者，亦当下之，而姜、橘之类，则所当禁也。又如脉弦而服平胃散，脉缓而服黄芪建中汤，乃实实虚虚，皆所当禁也。"药禁，是针对疾病的症状而言，是从机体、脏腑的气、血、津、液着眼，是气血津液辨证用药的重要思想，其论述结合具体症状表现，举一反三，令人深思，是可以推而广之的辨证与辨症相结合的药学新理论。

以上四方面说明李东垣对于临证用药之谨慎，并告诫我们应仔细辨别。正如他所说："察其时，辨其经，审其病而后用药，四者不失其宜

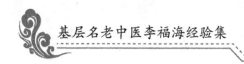

则善矣。"

"时",四时,春夏秋冬也;"经",六经,太阳、阳明、少阳、太阴、厥阴、少阴也;"病",病证,阴阳寒热虚实之病机也;"药",药物,症状的气血津液之所宜也。

以上四禁归其根本,都应辨人体阴阳寒热表里虚实气血津液之疾病的本质所在,需要综合辨证。综合辨证用药,是多种辨证方法综合思维的复杂用药原则,不宜把握。只有学验俱丰,才能恰当适宜地运用,不犯虚虚实实之忌。李东垣通过列举四个方面的用药禁忌,提示综合辨证用药思想,是中医思维的集成之论,实为历史创举,值得深入挖掘,大力弘扬。

三、脾胃内伤学说

(一)张元素论述

关于张元素对脾胃的看法及在这方面的贡献,后世以至近代有很多的评论。丁光迪评价张氏重视脾胃,重视正气,并引金元人鲁斋许文正公云"近世医术,洁古之书,是医中之王道"和元人杜思敬谓"洁古之书……其要以扶护元气为主,谓类王道,良有以也",誉张氏医学为王道之治。杨天荣评价元素对脾胃学说有两大贡献:其一是他对于脾胃虚实病证的治疗,有着比较系统、完整的方法,其二就是在遗药制方治疗脾胃病的贡献。张光奇从元素所创制的枳术丸来看其重视脾胃的治疗思想。陈焉然从脏腑辨证及方药方面展开阐述了元素诊治脾胃有许多独特经验,认为以养胃气为本是元素学术思想的另一个特点。张元素的主要医学理论是建立了一个以五脏为中心的脏腑病机理论,当中五脏并重,养正故然是他所重视的一方面,但是他并没有向这方面倾斜,他的治病理念相当平衡:"凡治病,必求其所在,病在上者治上,在下者治下,故中外脏腑经络皆然。病气热,则除其热;病气寒,则退其寒,六气同法。泻实补虚,除邪养正,平则守常,医之道也。"故此,在张元素自己的文字中并没有突显脾胃的重要性,重视脾胃的思想主要出现在其后学忆述的论述之中。

张元素重视脾胃最有代表性的论述是其弟子李东垣所引述的一段话。"易水张先生,尝戒不可用峻利食药,食药下咽,未至药丸施化,其标皮之力始开,便言空快也,所伤之物已去;若更待一两时辰许,药尽化开,其峻利药必有情性,病去之后,脾胃安得不损乎?脾胃既损,是真气元气败坏,促人之寿。"诸多的文章从张元素所创制的枳术丸来看其重视脾胃的治疗思想。枳术丸由《金匮要略》枳术汤化裁,以破气消化水饮为主,兼顾脾胃,张元素则改汤为丸,白术用量倍于枳实,变为以补养脾胃为主兼治痞消食的一个药方。"当时说下一药,枳实一两,数炒黄色为度,白术二两,只此二味,荷叶裹烧饭为丸。以白术苦甘温,其甘温补脾胃之元气,其苦味除胃中之湿热,利腰脐间血,故先补脾胃之弱,过于枳实克化之药一倍。枳实味苦寒,泄心下痞闷,消化胃中所伤。此一药下胃,其所伤不能即去,须待一两时辰许,食则消化,是先补其虚,而后化其所伤,则不峻利矣。"这是张元素"养正积自除"思想的体现。罗天益在其著作中多处提到洁古老人的教诲,当中也有相同的忆述,"养正积自除,犹之满坐皆君子。纵有一小人,自无容地而出,今令真气实、胃气强、积自消矣。洁古之言,岂欺我哉。"

(二)李东垣的贡献

李东垣在张元素的脏腑病机理论基础之上进一步进深地发挥,强调土为万物之母,脾胃乃人体生化之源,故治病首要是重视脾胃,创立了以内伤脾胃学说为主体的理论体系。他的理论学说诞生之后,一方面,继承了张元素的脏腑病机理论,得到其弟子王好古、罗天益等人的继承发展,成为易水学派形成的一名重要医家;另一方面,他的脾胃学说自成一家之言,形成延续至今的学术流派"补土派",后世师从、私淑者甚多,李东垣也因此被尊为该学派的始祖。李东垣的著述颇多,根据任应秋教授考证,李东垣的著作有《内外伤辨惑论》《脾胃论》《兰室秘藏》《活法机要》《医学发明》《李东垣试效方》《脉诀指掌》等七种,而其中以《内外伤辨惑论》《脾胃论》《兰室秘藏》《医学发明》等为他的代表著作。

李东垣师从张元素,作为易水学派的一员大将,在张元素建立的脏腑病机理论的稳固基础之下,为这一学派的学术思想向纵深方向发展推进了一大步。在易水学派形成过程中,医家逐步转向对特定脏腑进行专题研究,并各有创见,李东垣的脾胃学说便是一个典范。从病机十九条开始,寻找病机,追寻疾病的根源,为了治疗人们的疾病,历代医家不断追究病因病机何属,东垣承传这个学术思想,在五脏六腑病机理论之中,独重脾胃,他认为,脾胃损伤就是疾病的根源,创立"内伤脾胃,百病由生"之说。从脾胃的生理功能到内伤致病的原因,从发病机理到鉴别诊断,从治疗大法到用药法度,无一不在阐述脾胃对于疾病发生、治疗的重要性。李东坦认为脾胃是元气之本,他的著作,充分反映了这一特点。他独重脾胃在脏腑虚损病机中的至高地位,建立了完整的脾胃理论,将易水学派学术思想的发展,推到高峰,为易水学派做出了卓越的贡献。

1. **脾胃为生化之源** 内伤脾胃论的主要内容就是围绕着脾胃的生理病理而展开。李东垣对脾胃生理功能的论述,主要可以概括为三方面,一是脾胃为生化之源、元气之本,二是脾胃为升降之枢纽,三是脾胃与其余脏腑、经络、九窍之间的关系。疾病的出现,就是因为某些致病原因而导致生理功能失常而产生。而致病的原因,"遍观《黄帝内经》中所说,变化百病,其源皆由喜怒过度,饮食失节,寒温不适,劳役所伤而然。"

对于脾胃的生理功能,《黄帝内经》早已有详细的论述,李东垣在《脾胃论》开篇即引用多处与脾胃相关的经文,直接说明脾胃为生化之源功能的有:"饮入于胃,游溢精气,上输于脾,脾气散精,上归于肺,通调水道,下输膀胱。"脾与胃在人体的生理功能中,主受纳、运化水谷精微,但各有所主,胃主受纳水谷,并且加以腐熟;而脾主运化,把从胃而来已经腐熟的五谷,化之为精微,滋养各脏腑,供应身体各部分所需,由此而共同完成生化之源的生理功能。李东垣认为,饮食不节是损伤脾胃最直接的原因,因而将其视为内伤脾胃的首要病因,在著作中,都将其作为重点论述。他认为饮食首先伤胃,胃伤引致脾伤,脾无所享受,因为脾胃为机体的生化之源,脾胃生理功能失常,脾胃既病,则脏腑经络、五官九窍、四肢百骸均无所充养而俱病。他在临床观察和研究中,提出饮食不节可"分之为二,饮也,食也",并且具体论述了由饮伤与食伤不同而采取的不同治法,是对中医病因学的一个贡献,并且对罗天益有所启发,使其继续对饮与食所伤有丰富的发挥。

与饮食首先伤胃不同,劳倦则首先伤脾,胃失脾之运化,水谷精微不得转输,故亦随之而病。脾胃相互关系密切,所以,不论是饮食首先损胃,还是劳役首先伤脾,都会出现"脾胃"俱损、脾胃内伤的病理状态,"胃既病,则脾无所享受。脾为死阴,不主时也,故亦从而病焉,形体劳役则脾病……脾既病,则其胃不能独行津液,故亦从而病焉。"在这里值得注意的是,李东垣所引《黄帝内经》的经文中,有谓:"人以胃土为本""胃者,水谷之海……水谷之海不足则饥不受谷"等。在《黄帝内经》的基础之上加以发挥,将胃腑放在一个主导的地位,"脾受胃禀,乃能熏蒸腐熟五谷者也,胃者,十二经之源,水谷之海也,平则万化安,病则万化危,五脏之气,上通九窍,五藏禀受气于六府,六府受气于胃""夫饮食入胃,阳气上行,津液与气入于心,贯于肺,充贯皮毛,散于百脉,脾禀气于胃而浇灌四旁,荣养气血者也""脾禀气于胃",这是李东垣对脾与胃之间的从属关系,提出的一个独特的看法,而胃气的重要性,也在他论述与元气的关系时得到充分体现。

2. **脾胃为元气之本**　元气起源于中国古代哲学元气论,经医家引入和发挥,成为中医学的一个基本概念,视元气为产生于先天并推动人体生命活动的原动力。《黄帝内经》并无元(原)气一词,与之对等的是"真气","夫上古圣人之教下也,皆谓之虚邪贼风避之有时,恬淡虚无,真气从之,精神内守,病安从来""何谓真气?岐伯曰:真气者,所受于天,与谷气并而充身也。"《难经》提出"原气"的概念,其源自于右肾命门,藏于两肾之间,是人生命的本源,通过三焦布达全身,主宰着人体的发生发育,"所谓生气之原者,谓十二经之根本也,谓肾间动气也,此五藏六府之本,十二经脉之根,呼吸之门,三焦原,一名守邪之神。"李东垣在继承《黄帝内经》《难经》观点的基础上,把脾胃功能与元气直接联系起来,认为元气赖胃气以化生,"真气又名元气,乃先身之精气也,非胃气不能滋之",脾胃与元气关系的论述,是对元气理论的一个发展,这不仅是李东垣"火与元气不立"的理论基础,而且对后世中医病机理论,李中梓可以达致"脾为后天之本"的结论,临床上以后天补先天的治疗思想等,都产生了重要的影响。

《脾胃虚实传变论》中说:"历观诸篇而参考之,则元气之充足,皆由脾胃之气无所伤,而后能滋养元气。若胃气之本弱,饮食自倍,则脾胃之气既伤,而元气亦不能充,而诸病之所由生也。"脾胃为元气之本,可以说是李东垣对于一切"不足之证"因"不足"而致病的基本观点。脾胃虚弱,元气便受到影响,不能发挥其应有的生理功能,引起疾病的产生,一方面,因为元气是人身之根本,赖脾胃充养,而营运于周身脏腑经络,元气不足,则会随之而出现身体各种虚损的表现,成为各种疾病出现的基础,由此而直接形成李东垣最有名的,对疾病产生的总结性的陈述"内伤脾胃,百病由生",元气受到损害,严重地甚至影响人的寿命。"脾胃既损,是真气元气败坏,促人之寿。"而另一方面,引致气火关系失调。元气与火的关系失调,反映在阴火病机的出现,"脾胃衰,元气不足,而心火独盛。心火者,阴火也,起于下焦,其系系于心,心不主令,相火代之。相火下焦包络之火,元气之贼也。火与元气不两立,一胜则一负。"

无论起因是饮食不节、劳役过度、损伤脾胃、阴火产生,皆可以引起一系列内伤发热的证候,"脾证始得则气高而喘,身热而烦,其脉洪大而头痛,或渴不止,其皮肤不任风寒而生寒热,盖阴火上冲则气高喘而烦热,为头痛为渴而脉洪。"除此之外,他认为七情内伤,固然可以透过损伤脾胃,引起内伤发热,但是七情内伤可以资助心火,直接伤及人体之元气,引起阴火的产生,导致元气与心火之间的关系失调,"心者,君主之官,神明出焉,凡怒忿悲思恐惧,皆损元气,夫阴火之炽盛,由心生凝滞,七情不安故也""因喜怒忧恐,损耗元气,资助心火,火与元气不两立,火胜则乘其土位,此所以病也。"从脾胃损伤、气火关系失调去解释内伤发热证候的出现机制,是李东垣有关发热病机的一个重要的创造性发现,它为诸多无法从外感热病去解释、治疗的发热病证,提供一个全新的诊治思维,将脾胃视为人体多方面升降的枢纽,更是为内伤发热机理做了进一步具体说明。

3. **脾胃为升降之枢纽**　与元气一样,气的概念来自古代哲学。中医学论气,着重它的运动变化,气的运动称为气机,认为人体的生命活动,气机的变化起关键作用。气的运动形成多式多样,但是基本上可以归纳为升、降、出、入四种。《素问·六微旨大论》有谓:"出入废,则神机化灭;升降息,则气立孤危。故非出入,则无以生、长、壮、老、已;非升一降,则无以生、长、化、收、藏。"李东垣对气的升降出入给予高度的重视,他在《脾胃论》中有三篇这方面的论述,分别为《天地阴阳生杀之理在升降浮沉之间论》《阴阳升降论》《治法用药若不明升降浮沉差互反损论》等,论述天人相应的气机运动规律及脾胃在其中的重要作用。李东垣认识到自然四时升降浮沉,春夏地气升浮生长,秋冬天气沉降而收藏,"经言岁半以前,天气主之,在乎升浮也……经言岁半以后,地气主之,在乎降沉也""升已而降,降已而升,如环无端,运化万物,其实一气也……万物之中,人一也,呼吸升降,效象天地,准绳阴阳"。李东垣认为大自然气的规律是升已而降,降已而升,因着天人相应,人既是自然万物之一,人的气机同样遵从大自然升降的规律,脾胃便是担当着人体气机枢纽功用的一对脏腑,"盖胃为水谷之海,饮食入胃,而精气先输脾归肺,上行春夏之令,以滋养周身,乃清气为天者也,升已而下输膀胱,行秋冬之令,为传化糟粕,转味而出,乃浊阴为地者也",说明脾胃不仅将水谷之精气灌溉四脏,滋养周身;同时排泄废物,推动了脏腑精气的上下流行,循环化生,即脾胃的一个重要功能就是人体精气升降的枢纽。

"出入废,则神机化灭;升降息,则气立孤危。"脾胃既为气机升降之枢纽,脾胃损伤,自然是导致气机升降失常的最重要原因,诸多的病证相继产生。李东垣在《脾胃论》中相关的论述包括:"夫脾胃虚,则湿土之气溜于脐下,肾与膀胱受邪……润泽之气不行""脾胃既虚,不能升浮,为阴火伤其生发之气……是清气不升,浊气不降,清浊相干,乱于胸中,使周身气血逆行而乱""脾胃既为阴火所乘,谷气闭塞而下流,即清气不升,九窍为之不利。"他在承认脾胃是人体精气升降枢纽的同时,更加强调脾胃上升方面的生理功能,以致病理上多论述脾胃不升而出现的病变。同时,李东垣看脾胃这对脏腑作为升降枢纽是共同进行的,不同于脾升胃降生理功能的看法。再者,李东垣把胃看为六腑之一时,有受纳水谷的功能,除此之外,当他以"胃气"来论述时,反而处处强调胃气上升的正面作用,如在升阳益胃汤方解中谓:"若喜食,初一二日不可饱食,恐胃再伤,以药力尚少,胃气不得转运升发也,须薄滋味之食或美食助其药力,益升浮之气而滋其胃气也,慎不可淡食以损药力而助邪气之降沉也。""古之至人,穷于阴阳之化,究乎生死之际,所著内外经悉言人以胃气为本,盖人受水谷之气以生,所谓清气荣气运气卫气春升之气,皆胃气之别称也。"由此看来,李东垣重视脾胃之余,更加重视胃气。

（三）罗天益的传承

作为李东垣的入室弟子，罗天益不仅全面地继承了李东垣脾胃理论的学术思想，还在自己的临证实践中，形成了自己独特的脾胃观。对于脾胃的生理功能，罗天益首先引用《黄帝内经》谓"肝生于左，肺藏于右，心位在上，肾处在下，左右上下，四脏居焉。脾者土也，应中为中央。处四脏之中州，治中焦，生育荣卫，通行津液"，又谓："胃者卫之源，脾者荣之本""人之生也，由五谷之精，化五味之备，故能生形气""人以水谷为本"，阐发了脾胃在脏腑中的地位及其与营卫津液的关系。脾（胃）位处五脏之中心，主运化水谷，生养荣卫之气，以供养身体所需。罗天益并没有对脾胃的生理功能有太多的论述，他主要讨论脾胃受到损伤的情况。

罗天益在论述"饮食自倍肠胃乃伤论"同时，首先提出与饮食相关的养生之道，"阴气者，静则神藏，躁则消亡。饮食自倍，肠胃乃伤。"阴气指五脏之气，五脏之气，安静则精神内藏，躁动则容易耗散。如果饮食过量，肠胃就会受到损伤，又说："谓食物无务于多，贵在能节，所以保冲和而遂颐养也……物物皆为益，糟粕变化，早晚溲便按时，精华和凝上下津液含蓄，神藏内守，荣卫外固，邪毒不能犯，疾无由作。故圣人立言垂教，为养生之大经也。"在饮食方面如能节制，不过量，早晚按时大小二便，五脏之气不被打扰，则外邪不能侵犯，疾病便无由而生，"如能节满意之食，省爽口之味，常不至于饱甚者，即顿顿必无伤。"对于导致脾胃损伤的原因，离不开李东垣所言，皆因为饮食与劳倦所伤。但是罗天益进一步认为饮食应该分开处理，因为饮伤与食伤的病机与治疗方法皆有不同。

在食伤脾胃方面，罗天益说："经曰味归形，若伤于味亦能损形。今饮食反过其节。以至肠胃不能胜。气不及化。故伤焉""盖食物饱甚，耗气非一，或食不下而上涌。呕吐以耗灵源……大便频数而泄，耗谷气之化生。"病因病机是因食物过饱,脾胃运化不及,或呕吐,或大便频泄,耗损脾胃之气。并且他根据症状和气口脉紧盛之不同,"气口紧盛伤于食。心、胃满而口无味",分别其轻重而施治。如伤之轻者,用洁古枳术丸,伤之重者,用木香槟榔丸之类。

在饮伤脾胃方面,罗天益引《神农本草》说:"酒味苦甘辛,火热有毒,主百邪毒,行百药,通血脉,浓肠胃,润皮肤。"酒本来对人体有它的功用,但过量则成为饮伤,出现呕吐恶心、头昏目眩、困倦多睡、神志不清、泄泻等症状,还可以衍生其他疾病:"久饮伤神损寿,若耽嗜过度,其酷烈之性,挠扰于外,沉注之体,淹滞于中,百脉沸腾,七神迷乱。过伤之毒一发,耗真之病百生。"罗天益认为,酒伤病机起因于酒入于胃,因其性大热,气味俱阳,引致百脉沸腾,一方面,积气在胸中,阻碍气机,影响神志;另一方面,脾胃行津液的功能失常,造成水湿停留:"大饮则气以逆,有积气在胸中……酒入于胃,则络脉满而经脉虚,脾主于胃行其津液者也。阴气者静则神藏,躁则消亡,饮食自倍,肠胃乃伤。盖阴气虚则阳气入,阳气入则胃不和,胃不和则精气竭,精气竭则不营于四肢也。"若嗜酒过度或过量饮水、乳等损伤脾胃,宜发汗、利小便,使上下分消其湿:"夫酒者大热有毒、气味俱阳,乃无形之物也,若伤之,止当发散,汗出则愈。此最妙法也。其次莫如利小便,二者乃上下分消其湿。"罗天益附列了大量的方剂,分别治疗不同的情况,例如,酒伤可用葛花解醒汤、法制生姜散等发其汗;枳术汤可治因水饮所作,心下坚大如盘;神应丸可治因一切冷水及潼奶酪水所伤等。

劳倦造成脾胃损伤,是李东垣在脾胃论中提出的一个重要病因,罗天益在这方面续有发挥。罗天益认为劳倦造成脾胃损伤,只为虚证,但这虚证又可细分为寒热两类,有"虚中有寒"和"虚中有热"的不同病理转归,他在卷五以"劳倦所伤虚中有寒"和"劳倦所伤虚中有热"为题加以论述,列出大量的方剂以对应出现的众多不同症状,综合两类不同的症状,虚中有寒的主要症状表现包括脾胃虚冷,心腹疼痛,呕吐恶心,不喜饮食,头目昏眩,手足发冷,嗜卧懒言,肢体倦怠等;虚中有热的主要临床表现是虚劳客热、形瘦纳呆、骨蒸潮热、四肢困倦、胸闷气短、五心烦热、咽干颊赤、怔忡盗汗等。

周晓红比较了李东垣与罗天益在劳倦损伤脾胃的论述,认为罗天益在李东垣的基础之上进一步有所发挥,比李东垣的更加详尽,他说:"东垣《脾胃论》有:'始病热中,若末始为寒中'之论,罗天益承袭东垣之说而加以发挥,把劳倦所伤分虚中有寒,虚中有热两类进行论治,使之更加详尽。"对于劳倦造成脾胃损伤的病机,李东垣的解释是由于脾胃受损,元气不足,以致阴火上冲而致发热(热中),但最终皆变成寒证;而罗天益则认为"虚中有寒"和"虚中有热"的病机不同,虚中有寒从荣卫津液方面去解释:"治中焦,生育荣卫,通行津液,一有不调,则荣卫失所育,津液失所行,胃者卫之源,脾者荣之本。"劳倦过度,损伤脾土,中气不调,气机升降阻滞,复受寒邪,脾阳不振,营卫失养,津液不行而生寒。而虚中有热则仿效李东垣阴火理论的解释"脾胃虚弱,而心火乘之。不能滋荣心肺。上焦元气衰败",并引王叔和浮脉歌云:"藏中积冷荣中热,欲得生精要补虚。"劳倦伤脾,损耗元气,气衰以致火生而发热。

罗氏在重视脾胃的同时,重视各个脏腑对脾胃的影响。脾胃受伤,固然会对其他脏腑造成伤害,"脾胃居中,病则邪气上下左右,无所不之。"相反,其他脏腑的受病,都能直接或间接地影响脾胃而发生病变。"脾胃虚弱,而心火乘之,不能滋荣心肺,上焦元气衰败。因遇冬冷,肾与膀胱之寒水大旺,子能令母实,助肺金大旺相辅,而来克心乘脾,故胃脘当心而痛。"脾胃虚弱可以影响心肺气衰;肾水太过,也可间接造成胃脘当心而痛。

(四)薛己的发展

所谓"私淑",是指两人并没有师徒关系,但是由于敬佩对方,学习他,多指学术方面,这种关系在学术界很普遍,可上下几千年。明代私淑易水诸医家的有好几人,薛己就是其中一位。薛己,字新甫,明代著名医家。薛己私淑李东垣,很重视他的脾胃论,在其著作中充满李氏的脾胃论思想。人有胃气则生,人体之所以有生机和活力,全赖脾胃的滋养与健运,因而他认为"人以脾胃为本,纳五谷精液,其清者入营,浊者入卫,阴阳得此是谓真钥(注:'真钥'本是农村用的风箱,相当于现在的发动机,动力的源头,意思是很重要的'关键'),故阳则发于四肢,阴则行五藏,土旺四时,善载乎万物,人得土以养百骸,身失土以枯四肢。"所以脾胃在各脏腑中具有特别重要的地位。脾胃之盛衰与人体健康是息息相关的,薛己认为,内因之证固然属于脾胃虚弱所致,甚至外感疾病,他同样认为是由于脾胃虚弱,元气不足而引起,"设或六淫外侵而见诸症,亦因其气内虚而外邪乘袭",与李东垣的看法相同。脾胃既为生化之源,当是气血之本,薛己提出"血生于脾,故云脾统血,凡血病当用苦甘之剂,以助阳气而生阴血""血虚者,多因脾气衰弱,不能生血,皆当调补脾胃之气。"气血之生化以脾胃为源,所以生血也应通过调补脾胃之阳气,以达致生血,这是薛己在李东垣的基础之上的进一步发展。

对于李东垣提出的诸多发热都是因为内伤所造成,薛己基本上同意这个观点,但认为要进一步区分内伤发热和阴虚发热,不能混淆,他说"内伤发热,宜用补中益气汤;肾虚精损发热,宜用六味地黄丸"。可从出现的症状进行分辨,损伤脾胃的发热,应该出现四肢困倦,懒言恶食,心烦自汗,脉大而虚,舌淡苔白等症;而肾阴亏虚引起的发热,必然有腰膝酸软,头晕眼花,咽干舌燥,脉细而数,舌红无苔等症。两者虽然同属虚热,但是病机不同,故此可从症状中分别出来,应用两种不同的治疗方法,前者以甘温升阳以除内热,后者滋肾水以降虚火。此外,对于火衰土弱之虚寒证,薛己不仅强调要生发脾胃之气,还应进一步补火生土,调节肾命对脾胃的温煦作用,使治疗脾胃虚损之法更趋完备。整体而言,易水学派以及薛己的脾胃学说皆偏重于益气升阳、温补脾肾,让脾胃之阴的发展留下了空间,针对这一方面,缪希雍、叶天士等补充了这个空白。

（五）叶天士的创新

自从李东垣创立脾胃学说以来,后世受其影响,医家遵东垣之法,治病大多以补益脾气为主,详于治脾而略于治胃,往往以治脾而笼统治胃,不足以应对临床多变的病证。至清代叶天士出,他对东垣的脾胃论推崇备至,认为内伤必取法东垣,因而临床辨病多从脾胃入手。但是他在重视脾气之余,注意到顾护人体津液的重要性,重视滋养胃阴,提出"胃阴之说",既然脾与胃有不同的生理功能以及特性,应当区分而论,明确了脾胃分治的思想。

叶天士认为脾胃虽然同属中土,但是它们属性有别,他在《临证指南医案》中指出"藏宜藏,府宜通,藏府之体用有殊也"。脾主运化,胃主纳食,脾升则健,胃降则和,"太阴湿土,得阳始运;阳明燥土,得阴自安。脾喜刚燥,胃喜柔润,仲景急下存津,其治在胃,东垣大升阳气,其治在脾。"明确指出脾胃生理功能的不同以及治疗有别,如果脾阳不足,胃有寒湿,固然适宜温燥升运,当遵东垣之法。但是假如脾气不虚,胃有燥火,则应该使用滋养胃阴的方法。"脾喜刚燥,胃喜柔润"是叶天士对脾胃生理功能的高度总结,为脾胃分治奠定了基础。他进一步指出,胃为阳土,非阴柔不可以调和,明确胃的生理特性,治胃的方法当然与治脾有所不同。

董胡兴指出,清代叶天士关于脾胃学说的创见是参东垣之法"大升阳气,其治在脾",升清以降浊,而叶氏主张降浊也能升清,故治胃不取升麻、柴胡气薄之味升清,而喜用蔗浆、生地、元参、麦冬、麻仁濡润之属以降浊,重视滋养胃阴,是对东垣未详养胃阴说的发挥。叶天士认为胃宜降,降则和。胃为腑,传化物而不藏,以通降为用,胃气上逆则病,因此他临证常用降胃之法,"故凡遇木火之质,患燥热之症,或病后热伤肺胃津液,以致虚痞不食,舌绛咽干,烦渴不寐,肌燥槁热,便不通爽,此为九窍不和之证,先生必用降胃之法。"叶氏之降胃法,非辛开苦降,亦非苦寒下夺,乃用"甘平甘凉以濡养胃阴",使津液来复,使其通降,适用于脾阳不亏,胃有燥火的病证。上述所谓九窍不和的病证,皆适宜用甘平、甘凉,甚至甘寒以滋养胃阴使之通降,治当从仲景之麦门冬汤化裁。由此,叶天士确立了甘寒滋养胃阴的治则,强调了脾升胃降,充实了脾胃学说。叶天士不仅是温病学大家,而且在治疗内科杂病方面做出了卓越的贡献。他创立胃阴学说,明确了脾胃分治的理论,继承发展了脾胃学说,纠正了以治脾之药笼统治胃、阴阳不辨的弊端,开创了治疗脾胃病的新方向。他根据临床实际情况灵活运用养胃阴法,从临床实践上更加完善了脾胃学说。

随着脾胃学说理论体系的渐趋成熟,脾胃学说逐步成为能够指导临床各科的一个重要学说。脾胃为气血生化之源,李中梓称之为"后天之本",五脏六腑四肢百骸皆赖以充养,脾胃之气旺盛,则正气充足,正胜邪退,病可痊愈;相反,脾胃气衰,精气不足,正不胜邪,疾病难愈。所以无论是外感、内伤杂病,都应当重视脾胃,"补虚须健脾胃,治实必防伤脾胃",临床上纵然有些疾病病机不在脾胃,顾护脾胃仍然是医者必须考虑的重要因素。

（六）路志正的完善

著名中医学家、国医大师路志正教授被誉为"杂病圣手",医德高尚,医术精湛,在从医的半个多世纪里,积累了丰富的临床经验。路老擅长调理脾胃以治疗内科多种慢性病、疑难病,如胸痹、燥痹、风湿等,疗效卓著,在多年临证过程中,路老总结出了"持中央,运四旁,怡情志,调升降,顾润燥,纳化常"的学术思想核心。这十八字诀是路老调理脾胃治疗脾胃病,乃至各种慢性病、疑难病内涵的高度概括。

1."持中央,运四旁"是核心 "脾者土也,治中央,常以四时长四脏",故"中央"即指中焦脾胃。脾在体合肌肉,主四肢,"四肢皆享气于胃而不得至经,必因于脾乃得享也",故肌肉四肢属于"四旁"的范畴。而"四旁"并不局限于四肢,除"中央"脾胃以外的其余脏腑、十二经脉,甚至运行于全身的气血津液等均属于"四旁"范畴。

路老将"持中央,运四旁"放在十八字诀之首,强调了调理脾胃是治疗各种疾病的重中之重的核心,这是由脾胃的生理特点决定的,"一有此身,必资谷气,谷入于胃,洒陈于六腑而气至,和调于五脏而血生,而人资之以为生者,故曰后天之本在脾""人之所受气者,谷也。谷之所注者,胃也。胃者,水谷气血之海也"。脾为后天之本,胃为水谷气血之海,脾胃功能正常,气血生化有源,则"四旁"可得脾胃运化的精微物质的滋养;脾胃功能失常,则"百病皆由脾胃衰而生也"。脾失健运,则气血生化乏源,出现五脏六腑、经脉、肌肉、四肢百骸失养的表现;脾运化水液失常,则水湿内停,所谓"诸湿肿满,皆属于脾"。例如,胸痹的发病,需从心肺着眼,而追根溯源,胸阳痹阻的根本是脾胃功能失调,导致气虚无以上奉,则宗气匮乏,血亏无以灌注则血脉不充,湿浊中阻蕴于胸中则胸阳不展。

基于脾胃功能的特点,"脾胃为脏腑之本,故上至头下至足,无所不及",王肯堂提出:"不问阴阳与冷热,先将脾胃与安和"。路老认为持中央可以"生养气耐""滋养五脏""生长肌肉""束利机关""通利孔窍""滋养脉络"。故路老临证时必定紧扣中央脾胃进行调理,而调理脾胃的具体方法主要有"怡情志""调升降""顾润燥"三大法则。

2."怡情志,调升降,顾润燥"是方法

(1)怡情志:"人有五脏化五气,以生喜怒悲忧恐",因此情志与五脏息息相关。古人云:"思出于心,而脾因之",故脾在志为思,《素问》中记载:"脾藏意。"路老认为,思作为脾的情志变化,对喜、怒、悲、恐的情志变化均有影响,愉悦之思则气缓而喜,情感急迫则气上而怒,消极之思则气消而悲,惊乱之思则气下而恐。情志过极,或直接损伤脏腑,或导致气血失和、升降失常。脾胃作为气机升降之枢纽,必然受情志过极所伤。肝主疏泄,情志的调畅责之于肝。情志失调,肝失疏泄,则容易横逆犯脾。

情志过极无论直接间接,最终必将影响脾胃功能,故怡情志必然成为调理脾胃过程中重要的一环。张仲景在阐述治未病理论时指出:"治未病者,见肝之病,知肝传脾,当先实脾。"反之,见脾之病,也当疏肝解郁,抑木扶土来促进脾胃病的康复。路老在临证用药中,常佐以疏肝理气解郁之品来治疗腹胀、嗳气、呃逆、纳呆、痞满等气机失调所致病证,疏肝调脾和胃从而达到身心兼顾,常用药物如香附、佛手、婆罗子、八月札、玫瑰花、绿萼梅、木香、槟榔、旋覆花、代赭石、杏仁、枇杷叶等。

(2)调升降:中焦脾胃为气机升降之枢,"脾宜升则健,胃宜降则和"。脾气升,则水谷津液得以输布至全身,胃气降,则水谷及糟粕得以下行至肠道。两者在生理上相辅相成,在病理上亦相互影响,"清气在下,则生飧泄,浊气在上,则生䐜胀""清气不升,浊气不降,清浊相干,乱于胸中,使周身气血逆行而乱",是对脾胃升降失常的病机和临床症状的概括。

路老认为,脾胃为气机升降之枢纽,脾胃功能失常难免影响气机升降,导致全身气血的运行失常,因此"调升降",即升降相因,燮理气机,也是调理脾胃治法的一大重点,正如明代医家李中梓提出"明乎藏府阴阳升降之理,凡病皆得其要领"。脾气虚弱,清气下陷,则予益气升阳药物,常用黄芪、升麻、柴胡、羌活等。胃气不降,气逆而上,则予降逆和胃药物,常用厚朴、苏梗、旋覆花、陈皮、沉香、木香等。路老亦指出,临证用药时切不可不经辨证就片面地使用升药或降药,而应该从临床需要出发,升降结合,如治疗中气下陷病证时,治以升阳举陷,佐以理气降逆之品以防升提太过;治疗胃气上逆病证时,治以和胃降逆,佐以益气升阳之品以防降气太过;治疗寒热错杂之痞证时,以辛味药升提,苦味药泻下,辛开苦降,升降并用。

(3)顾润燥:"太阴湿土得阳始运,阳明燥土得阴始安"。胃属燥,脾属湿,胃喜润恶燥,脾喜燥恶湿,脾胃燥湿相济,阴阳相合,方能完成饮食物的传化过程。脾为湿困,运化失健,则气血生化乏源,水湿痰饮内生;胃为燥伤,胃阴亏虚,则虚热内扰,胃失和降。故调理脾胃,不仅要调其升降,亦要顾其润燥,以燥湿相济,健脾和胃为主要治法。

对于脾为湿困之证,路老常用藿梗、荷梗、佩兰、厚朴、白术、苍术、山药、白蔻仁等药健脾化湿,必要时佐以茯苓、薏苡仁等利水渗湿药给湿邪出路。对于胃为燥伤之证,路老常用麦冬、玉竹、南沙参、石斛、白芍等滋阴润燥,并常佐以绿萼梅、佛手花等理气而不伤阴药物以行气滞,恢复胃的和降功能。与"调升降"法类似,在"顾润燥"时亦不可片面使用燥湿药物或滋阴药物。路老指出,脾恶湿,治胃不宜过于润降,过则伤脾;胃恶燥,治脾不宜过于刚燥,过则伤胃。燥湿之时佐以滋阴润燥之品,滋阴之时佐以芳香辛燥之品,则燥湿相济,相得益彰。

3."纳化常"是目的 纳,即胃主受纳,胃受盛饮食物后,在胃的蠕动及胃中阳气的蒸化下,使水谷变成食糜,水谷中的精微物质得以游溢而出,经脾输布到全身,故《灵枢·玉版》强调:"人之所受气者,谷也。谷之所注者,胃也。胃者,水谷气血之海也""五藏者,皆禀气于胃;胃者,五藏之本也。"化,即脾主运化,具体又分为运化水谷和运化水液两方面。脾运化水谷功能正常,则"食气入胃,散精于肝……浊气归心,淫精于脉""饮入于胃,游溢精气,上输于脾,脾气散精,上归于肺"。脾运化水液功能正常,则能防止水液在体内发生不正常停滞,防止痰湿水饮等病理产物的产生。

胃主受纳功能失常,水谷、糟粕不得下行,出现饮食停滞胃脘诸证,食积易化热而成胃热之证;胃热日久,耗伤胃阴,又可见胃阴虚证;胃气壅塞不通,进而出现胃气上逆证。脾主运化功能失常,气血生化乏源,出现脾气虚、脾阳虚之证;脾失健运,不能升清,则出现脾气下陷,在上不能濡养头口、心肺,在下出现内脏下垂等证;水液代谢失常,则出现痰、饮、水、湿等病理产物滞于体内。

纳化常,即保持胃的受纳、脾的运化功能正常。纳化常则气血得养,五脏得滋,肌肉得长,机关得利,孔窍得通,脉络得畅,因此"纳化常"是"怡情志""调升降""顾润燥"的目标,是"持中央"的最终目的。

四、肾命学说

自从《难经》提出与《黄帝内经》不同的"命门"这个概念之后,历代医家都非常重视,但却是争论不休,从此打开了后世命门学说研究的先河。《难经》提出人体内肾有两枚,并非两者皆为肾,认为左边的是肾,右边则为命门,人体的元气由命门所出,主宰人的生殖,"藏各有一耳,肾独有两者,何也? 然:肾两者,非皆肾也,其左者为肾,右者为命门,命门者,诸神精之所舍,原气之所系也,男子以藏精,女子以系胞,故知肾有一也。"肾命学说就是研究命门的位置、主要生理功能及与肾两者之间关系的理论。肾命学说源于《难经》,发展于金元,并且逐步成熟于明清,逐渐自成一个理论体系。

张元素承接《难经》的看法,把命门归入肾脏,"肾之经,命门,肾脉本部在足少阴,寒,癸水。"从他引用《脉诀》右尺脉重按以候命门,可知他认同《难经》右肾为命门的看法,"《脉诀》云:右尺三焦、命门脉之所出,先以轻手得之,是三焦,属表;后以重手得之,是命门,属里也。"命门的生理功能主藏元气,并且同时为相火之原,借三焦分布全身。陆文彬认为,张元素提出命门"为相火之原,天地之始,藏精生血……主三焦元气"之论,并首先列"命门部"诸药以备抉择,阐发了《难经·八难》之旨,认为张元素应为命门学说的奠基人。

对于肾命学说的研究,是脏腑病机理论中的一个重要发展,它大大丰富了脏腑病机理论的内容,特别对于指导临床辨证用药,影响很大,逐渐成为脏腑病机理论当中一个重要组成部分。肾命学说的研究发展,在明代达至高峰,当中遥承易水学派的重要医家,有薛己、孙一奎、张介宾和赵献可。其中薛己是承传易水学派最为关键的一位医家,他强调脾胃与肾命兼重,强调脾胃和肾命阳气对生命的主宰作用,以善用温补之品而著称后世,他认识到脾肾亏损之病,或因脾土之虚而致肾亏,或因肾亏而不能生土,两者之间存在互为因果的关系。魏贻光指出薛己宗李杲之说,善用温补脾胃,同时遥承王冰、钱乙"无火者,益火之源,以消阴翳;无水者,壮水之主,以制阳光"之说,用六味丸壮水,用八味丸补火,尤其主张脾肾并治,有不少病例是六味丸与补中益气汤合用,或朝服补中益气汤,夕服六味、八味丸,或于补中益气加益肾之药,或以桂附八味加补脾之品,对赵献可、张景岳等人影响颇深。薛己宗《难经》右肾为命门之说,开肾命水火说之先河。此外,王道瑞叙述了薛己私淑易水学派,遥承钱乙之学,运用脏腑辨证于儿科诸疾,集钱乙、李杲二家之长,擅温补脾肾以治小儿,提示"母病子病,药从乳传"等说,在小儿护养和疾病的防治上,很有价值。

肾命学说主要的争论点在命门的位置,以及命门的生理功能。对于命门的位置,主要可以分为三种看法,即右肾为命门、两肾之间(肾间动气)为命门以及两肾皆命门。杨毓隽综观孙一奎、赵献可、张景岳三家共同点是打破了《难经》右肾命门说之旧观,孙氏主张命门为肾间动气,不存在"火"的内涵,无形质可言,仅从功能立论。孙一奎在《周易》哲学思想的启发下,结合《难经》有关命门功用的认识,认为命门位居两肾中间,为人身之太极;其间非水非火,而只是存在着一种原气发动之机,既曰动气,又曰原气,原气是太极之本体,动气是太极之应用,两肾则是"太极之体所以立"的物质基础。命门原气位处两肾之间,原气属阳,阳动则生;两肾属阴,阴静则化,动静无间,阳变阴合而化生其他脏腑。

赵献可论命门为十二脏之大主,系生命之根本,创立"肾命水火说"。关于命门的位置及功用,赵氏认为,命门位处两肾中间,是主宰十二官的"真君真主"。他在《医贯》中说:"命门即在两肾各一寸五分之间,是为真君主,乃一身之太极,无形可见。两肾之中,是其安宅也。命门为十二经之主,盖此一主者,气血之根,生死之关,十二经之纲维。"首倡命门为一阳陷于二阴之中,居两肾之间,阐明人身之主非心,而为命门。关于肾与命门二者之间的关系,赵氏认为两肾有形,属水,其左为阴水,右为阳水;命门无形,属火,其位居两肾中间。即"一阳陷于二阴之中",水中有阳才能化气而产生生命,说明肾与命门两者既需区别而又不可截然而分,其间关系非常密切,而命门之火的作用则始终居于主导地位。安艳秋、王立茹等指出:赵献可发明肾间命门说,阐发命门无形之火为十二官之真君真主,他以命门概括脾胃,阐发内伤病机,临证不仅对肾病的治疗善用治肾之方药,而且对各科疾病的治疗也主张治肾,赵氏治肾,主要以补肾为主。

张介宾在总结前人成就的基础之上,将阴阳、水火、精气的理论与肾命学说有机地结合在一起。他认为命门为人身之太极,是人体生命的本源;由"太极一气"化生"先天无形之阴阳",继而再生成"后天有形之阴阳"。他认为命门的位置"居肾之中而不偏于右",又说"命门总主乎两肾,而两肾皆属于命门",它们一以统两,两而合一,可分又不可离。命门为先、后天"生命之门户",先天元阴、元阳藏于命门,即为真阴之脏,后天五脏六腑之精归之于肾,而肾又藏精于命门。由于命门为"真阴之脏",因而称命门所藏的元精为"阴中之水",称元精所化的元气为"阴中之火",正是由于命门藏精化气,兼具水火,故景岳称"命门者,为水火之府,为阴阳之宅",无水无火,皆责诸命门。然而"肾与命门本同一气,故治水治火,皆从肾气",故此还是通过治肾的途径以治命门水火的不足。张氏介宾将命门学说与脏腑阴阳理论有机结合,更加充实了中医脏腑病机学说。

五、三焦辨证学说

三焦辨证是中医辨证方法之一,是清代温病学家吴鞠通根据前人经验加上自己的临床经验而创立,其中易水学派对三焦的论述扮演着重要的角色。三焦辨证是按照热病传变情况,自上而下划分为上焦、中焦、下焦三个阶段,作为辨证施治的提纲。易水学派自张元素创用三焦热、三焦寒、气分、血分寒热的辨证用药方法之后,王好古将三焦一腑分成上焦、中焦、下焦三个独立不同的部位来考虑病因病机,形成稍具雏型的三焦独立辨证施治体系。明清时期温病学派诸位医家,在宋代三焦寒热虚实辨证的理论基础上,以刘河间热病三焦辨治为先导,突出了三焦辨证在热证辨治过程中的作用,并使之逐渐完善,使温病学三焦辨证体系渐趋成熟。

王好古认为,外邪袭人,因邪之清浊、阴阳属性之不同,有犯上、中、下三焦之别,其病理变化也有不同,"清邪中于上焦,名曰洁也,头痛,项强,腰脊痛;浊邪中于下焦,名曰浑也,阴气为栗,便溺妄出。"张光奇按六淫清浊,阴阳属性来解释王好古三焦受邪的病因病机,认为清(邪)者,多为风邪、燥邪,侵袭上焦,致"雾露"功能失常,不能熏肤、充身、泽毛,而见头顶强痛、腰脊痛;浊(邪)者,多为寒、湿之邪,犯中下二焦,损伤阳气则阴气而溧,便溺妄出,所以清邪浊邪所伤,三焦俱病。除此而外,王好古还以三焦病机来解释邪袭三焦所出现症状的机制,如"上焦怫郁,脏气相熏",以致上焦"如雾不散而为喘满,此出而不内也""中焦不治,胃气上冲,荣卫不通,血凝不流",是因为"沤不利而为留饮,留饮不散久为中满""下焦不阖,清便下重,便数而难",是归因于"渎不利而为肿满,此因上内而下不出也,此三焦之所不归也"。由此将三焦一腑分成上焦、中焦、下焦三个独立不同的部位来考虑病因病机,是对张元素三焦寒热虚实病机的进一步发展,形成了稍具雏形的三焦独立辨证施治体系。配合三焦独立辨证施治体系,王好古有三焦寒热用药体例。受到张元素的《藏府标本寒热虚实用药式》的启发,在《医垒元戎》中有三焦寒热用药大例的论述,在《此事难知》中有三焦寒热用药图,是对张元素的"标本寒热虚实用药式"的进一步发展。程宝书等详细论述了王好古的三焦理论,认为是王好古创立了三焦辨证,对清代温病学家吴鞠通温病学理论的形成,起奠基的作用;同时认为对于王好古的三焦寒热用药,实可起羽翼六经辨证的作用。王好古的三焦理论及用药,对稍后的罗天益有所影响。

罗天益继承李东垣之脾胃学说,在分析病证时,重视脾胃,但是他同时注意到,三焦与脾胃的关系密切。承继易水诸家对三焦的了解,基本上认同三焦的主要生理功能是主气与津液,同时是气与水谷的通道。脾胃的生理功能是运化水谷,升清降浊,与三焦相似,特别是中焦的位置与脾胃重迭。"脾胃属土,处在中州,在五藏曰孤藏,在三焦曰中焦",所以三焦与脾胃其中一方出现病变,必然互相影响,他引《黄帝内经》曰:"水谷入口,则胃实而肠虚,食下则肠实而胃虚,更虚更实,此肠胃传化之理也。今饮食过节,肠胃俱实,胃气不能腐熟,脾气不能运化,三焦之气不能升降,故成伤也。"并且在《卫生宝鉴》中多处说明两者病理变化之间的密切关系,如"此上中下三焦真气俱虚欲竭,呕吐不止,胃虚之极也""胃也,寒则中焦不治""风冷之气,归于三焦,传于脾胃。脾胃得冷,不能消化水谷,致令真邪相干,肠胃虚弱"等,以致他的多个方剂均是三焦与脾胃同治。例如,搜风润肠丸治"三焦不和,胸膈痞闷,气不升降,饮食迟化,肠胃燥涩,大便秘难"、玄胡丸治"顺三焦,和脾胃,腹中积聚。"

喻嘉言则将三焦辨证运用于温疫辨治上,他在《尚论篇·详论温疫以破大惑》中说:"温疫之邪,则直行中道,流布三焦。上焦为清阳,故清邪从之上入;下焦为浊阴,故浊邪从之下入;中焦为阴阳交界,凡清浊之邪必从此区分,甚者三焦相溷。"并指出了温疫三焦分治的原则:"未病前预饮芳香正气药,则邪不能入,此为上也。邪既入,则以逐秽为第一义。上焦如雾,升而逐之,兼以解毒;中焦如沤,疏而逐之,兼以解毒;下焦如渎,决而逐之,兼以解毒。"

叶天士在前人研究的基础上,尤其是在河间热病三焦分证的启迪下,根据江南地理气候结合临床实践,对温病三焦辨证做了较为全面的发挥,发展了前人三焦辨证理论并提出:"仲景伤寒,先分六经,河间温热,须究三焦。"温病的传变是由"口鼻均入之邪,先上继中"。治疗上"须辨表里上中下,何者为急施治",并提出了三焦辨证用药原则:"上焦药用辛凉,中焦药用苦寒,下焦药用咸寒""上焦宜通宜降,中焦宜守宜行,下焦宜潜宜固",创造性地把三焦辨证与卫气营血辨证有机结合起来,并运用于温热病辨治中,如《温热论》讨论了"气病有不传血分,而邪留三焦"的辨治原则与方法。《叶案存真》中指出温病"不但分三焦,更须明在气在血",强调卫气营血与三焦辨证结合的重要性。

吴鞠通取法于河间,提出温病辨证必究脏腑病位,在继承《黄帝内经》按五脏辨治热病的基础上,著《温病条辨》,提出辨治温病必以三焦为纲,以三焦概五脏作为证治体系和主线来辨析温病的病位、病性、病势,确立治则治法和相应方药。吴鞠通以三焦辨病变的部位和脏腑,即在上焦属心肺,在中焦属脾胃,在下焦属肝肾。以三焦辨证候性质,在上焦为表热证或表湿热证,在中焦为里热证、里实证或里湿热证,在下焦为里虚证。总之,吴鞠通所创三焦辨证强调脏腑定位,不但在指导临床方面,而且在发展辨证论治方面都是很有意义的。三焦辨证的本质主要是脏腑辨证,反映出温病传变的动态规律,并体现了治疗方面的主要法则。他对温病的脉、证、治均按三焦详加辨析,并提出"治上焦如羽,非轻不举;治中焦如衡,非平不安;治下焦如权,非重不沉"的著名原则。经过其阐发,从而使河间热病辨证发展成为温病三焦辨证,成为辨明病情、分析病机、归纳证候、指导治疗的一大辨证纲领。在吴鞠通提出温病三焦辨证理论后,可以认为温病学的理论体系已趋

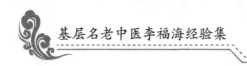

于完善,也是温病学走向成熟的表现。

第三节　易水学派的传承及临床运用

易水学派,因开山鼻祖张元素是易水人而被后人命名,代表性的人物分两部分,一部分是张元素的直系弟子,如李东垣(李杲)、王好古、罗天益;另一部分是张元素的私淑弟子,如薛立斋、孙一奎、赵献可、张景岳、李中梓等。到了现代,易水学派的内容和思想已经成为中医学极为重要的组成部分,研究易水学派对中医治疗现代疾病有非常重要的意义。归纳起来,目的有二:①了解易水学派的传承体系、背景,更好地了解中医文化;②学习易水学派学术思想,发掘其对治疗现代社会疾病的运用价值。

一、张元素——易水学派的开山鼻祖

张元素,字洁古,金之易州(今河北易县)人,据后世考证,生于1131年。易水学派开山宗师,脾胃学派、温补学派奠基者。张元素在总结前人学术基础上,不仅探索、创立了理法方药较为系统的脏腑辨证理论体系,也创立了药物归经理论,重视药物的性味、归经,并指导临床遣方制药,创立了一系列代表方剂。张元素对中医学的贡献是多方面的,如对于邪气内盛的积聚病,提出"养正积自除"的理论,对现代肿瘤的治疗有非常重要的意义。张元素学术思想体系自成一派,并由其弟子及后代医家继承、完善和发展。其主要学术思想有以下几点:

1. 脏腑辨证理论　张元素通过对《黄帝内经》《伤寒论》等著作的深入研究,逐渐形成了自己的独特理论体系,其创立的易水学派主张脏腑病机辨证,以寒热虚实为纲进行辨证分类,尤其重视脾胃。在张元素之前,中医看病多从六经套用成方,或从火热辨证,虽然张仲景《金匮要略》中,也粗略进行了脏腑辨证,但并未形成完整体系。自张元素开始,对脏腑病机有了较细致研究,分寒热虚实,并重视脏腑之间的关系,这是中医理论的一大进步,从此,中医进入了研究脏腑病机的时代,直至现在,这种研究脏腑病机的思路仍在指导中医理论和临床,比如肝脏的寒热虚实。

例一,一位刚毕业的大学生,苦于找工作一年多,逐渐出现睾丸胀痛,放射至小腹,西医诊断为"精索静脉曲张",建议手术治疗。患者由于心理惧怕,拒绝手术,寻求中医治疗。就诊时其面色发青,精神萎靡,小腹怕凉。自述睾丸坠痛,遇冷加重,遇热减轻。舌苔薄白,脉弦细。辨证为肝经虚寒,给予张景岳的暖肝煎加减治疗一个月,症状消失,多年后随访无反复,已生育。暖肝煎组成:当归、肉桂、乌药、小茴香、枸杞子、沉香等。

例二,女性,50余岁,会计。平素畏寒,腰腿疼痛,行动受限,眠差,面色褐斑,月经量少,脱发,指甲塌陷、情绪急躁易怒,辨证属于肾阳不足,肝血虚,需养肝血、补肾,以桂附八味丸加入白芍、当归、川芎、枣仁、鹿角霜养血活血之品,又加牛膝、杜仲强筋骨。用药两个月后,睡眠、心情均改善,腰腿疼痛明显减轻,月经量增多,塌陷指甲恢复,患者喜出望外,自述多年指甲塌陷,服用许多药物无效,这次竟有意料之外的效果。

2. 遣药分类及引经报使 张元素学术思想的第二个特点是发明药物的归经,用药强调引经报使,即俗称的药引子,类似现代医学的靶向治疗。这是张元素通过大量临床实践的积累,以及结合中医经典,形成的一套理论体系,如羌活、桑枝治疗上肢疼痛,独活治疗下肢疼痛,黄连清心胃之热、黄柏清下焦之热、黄芩清肺胃之热。

中医组方分君臣佐使,其中,君药是针对疾病的主线而投放的主要药物,或是针对疾病的大方向而选的药物,如对于脾气虚,人参、黄芪、白术等就是君药；肾阳虚，附子、肉桂等就是君药。臣药次之，是配合君药，加强君药作用。而佐使药，是在君药、臣药基础上，起辅助、修正、引导作用的药物，尤其是使药，能够起到"引经报使"作用。如头痛，确定性质后，根据具体部位而用药，如病在太阳（枕部、后项），用羌活、藁本；病在阳明（前额、眉棱骨），用白芷；病在厥阴（巅顶），用吴茱萸；病在少阳（头角），用柴胡等，加入引经药物，会增强药物作用的针对性，提高疗效。

患者男性，30岁，大学毕业后，从北京去南方工作一周，出现发热、头痛、周身酸痛，尤其是肩部痛感明显，自觉感冒服用"白加黑"治疗三天未见好转，逐渐加重，出现周身无力，当地某三甲医院诊断为"急性肌炎、滑囊炎"，建议激素治疗，患者因担心使用激素后的不良反应，遂寻求中医治疗。予经过辨证，告知他，这是外感风湿、内有郁热（因找工作、旅途奔波劳顿，加上精神紧张，内生郁热所致），应内清郁热、外散风湿，方用九味羌活汤，加石膏、柴胡、片姜黄、桑枝，一周后复诊，自述服药三天，体温恢复正常，疼痛消失，其中羌活、桑枝、片姜黄均属于引经药。

3. 重视脾胃，提出"养正积自除"思想　张元素改变了当时治病多从火热入手，用药多寒凉的做法，讲究脏腑辨证，分寒热虚实。其实就是调理脏腑功能，以达到平衡状态，扶持人体正气的方法。当然，这里说的扶持正气，不是单纯用人参、黄芪等补益药，要辨证施治，要辨脏腑功能因何失调，使之恢复，继而靠自身能力祛除邪气，即所谓"养正积自除"，其中尤其重视脾胃。张元素的"脾胃病治法"是基于脏腑辨证思想，依照脾胃特性，提出了相应的治法和方药。其中枳术丸即是张元素调理脾胃重要方剂。枳术丸由《金匮要略》枳术汤化裁，但枳术汤中枳实用量大于白术，以破气消水饮为主，兼顾调脾胃，而张元素则改汤为丸，白术用量重于枳实，功以补养脾胃为主兼治痞消食，如后注："白术者，本意不取食速化，但令人胃气强实，不复伤也。"这些都体现了"养正积自除"之重视脾胃的思想。洁古枳术丸,是调理脾胃的代表方剂,虽源于张仲景的枳术汤,但经过张元素调整后,主要治疗脾虚运化无力、脘腹胀满、饮食不下,其中配伍用量:白术两份,枳实一份,原方用上述药物研末,荷叶包裹,烧饭为丸,如梧桐子大,每服50丸,有健脾开胃化滞之功。

若大便不成形,白术炒用;大便干燥,白术生用;食后不消化,白术焦用。该方除治疗由脾胃运化失常导致的胃脘痞满、不思饮食之外,因其能够调整脾胃功能,扶持正气,对于正气不足,邪气内盛之内伤杂病均有较好疗效。养正除积思想在肿瘤治疗中亦常有运用。

例一,某公安干部,患胃癌,怀疑腹腔淋巴结转移,术后肿瘤标记物偏高,化疗后周身乏力,不思饮食,脘腹胀满,大便溏薄不畅,于是寻求中医治疗。辨证属于术后元气大伤、脾胃虚弱,治疗以健脾、和胃为主,以枳术汤、参苓白术汤合香砂六君子调理两月余,精神好转,体重增加1 kg,食欲转佳,复查肿瘤标记物正常。

例二,马某,男性,胆管癌患者。2018年1月,出现周身黄疸,右侧肝区隐痛,恶心,呕吐,大便色白,不成形,就诊当地省级医院检查CT、彩超等,提示"肝内胆管占位梗阻,阻塞性黄疸",因手术难度大,预后不好,家属拒绝手术,行支架术维持治疗,稍有缓解,很快反复,且时发热,日渐消瘦,医院推测存活时间2～3个月,无奈之下,经亲戚介绍就诊于我处。根据就诊时情况,辨证首先是脾虚湿热,胆汁瘀积,正气明显不足。若不解决脾虚的问题,正气衰退,病情会进一步恶化,邪盛正虚,胃气衰败,很难逆转。遂予健脾补气,加利胆祛湿之药,调理一个月后,黄疸渐退,疼痛渐缓。两个月后去医院复查,其占位病变消失,继续调理,截止上次复诊,患者体重增加了2.5 kg,检查指标正常(已经一年多)。

所用方子即是枳术丸加味,用炒白术15 g,枳实9 g,人参10 g,炙黄芪15 g,茯苓12 g,半夏9 g,陈皮12 g,苍术15 g,茵陈15 g,栀子

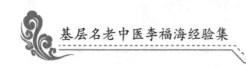

12 g,金钱草 30 g,石见穿 15 g,炒麦芽 30 g,藿梗 12 g,柴胡 12 g。

例三,女童患者,5 岁,平素易便秘,5 天一行,需用开塞露通便。患儿从小偏食,夜间盗汗,属脾胃不好,气血不足,肠运化无力。应健脾补气、养血通便,予枳术丸。白术生用,加当归、白芍、肉苁蓉、太子参、黄芪、鸡内金,服药三天,大便始下,两周后正常。为防止病情反复,药量减半维持三个月,嘱其坚持多吃蔬菜,配合粗粮,随访一年,大便正常。

除枳术丸,张元素还留下很多非常实用的药方,如九味羌活汤、生脉饮。九味羌活汤是治疗外感风寒湿邪的方子,不论伤风、伤寒、伤湿,均可使用,尤其是伴有周身肌肉关节疼痛者更为适用,这是在《伤寒论》桂枝汤、麻黄汤、麻杏苡甘汤等基础上的创新发展。

生脉饮主要成分有人参、麦冬、五味子,主要功效是益气、生津,用于气虚、津亏、脉无力。

曾有一患者,素喜运动,每天两小时以上,坚持多年。近两年,夏天出现烦躁不安,精神不振,强力运动后减轻,但很快又出现乏力,时有心悸,情绪不佳。医院检查心脏未见异常,调节神经治疗无效。问其病史,每次运动出汗很多,喜饮绿茶,考虑患者大汗伤气阴,应以益气养阴之法,给予西洋参、麦冬、五味子煮水,运动出汗后代茶饮。三天后自述症状消失,嘱其运动量适当下调,后无复发,这就是张元素生脉饮的功效。临床上遇到气阴两虚,乏力自汗,口干欲饮者,多用该方(血压低者更为适合)。夏季多用西洋参或太子参,冬季多选生晒参或党参。

二、李东垣

李杲,字明之,晚号东垣老人,真定(今河北省正定)人,生于 1180 年,卒于 1251 年。易水学派中坚人物,补土派鼻祖。李东垣师从张元素,继承了张元素学术思想,在张氏脏腑辨证观点的启发下,结合自己的临床实践与研究,积极倡导"脾胃学说",提出"内伤脾胃,百病由生"的观点,在易水学派基础上,开创了在中医发展中有重要影响的学术流派——"脾胃学派"。

1. 升散观念 李东垣学术思想特色之一,是重视升散药物应用。历史记载,李东垣学医有成后,并未从医,而是担任地方盐税官。恰逢山东一带流行大头瘟,这是一种急性传染病。患者主要表现为颜面红肿热痛,当时的医生都用苦寒泻下之方(刘完素寒凉派的特点),药后患者出现腹泻,或出现病情加重,死者无数。李东垣根据当时病情用解毒加升散的药物治疗,取得了很好的疗效。其根据《黄帝内经》"火郁发之"理论,给热毒以出路,组成一方——普济消毒饮,救治患者无数。至今,此方仍应用于临床,如扁桃体炎、腮腺炎、颜面丹毒等,凡症状表现为颜面部红肿热痛者,皆取效。李东垣认为,用药要因势利导:热毒在下,则多用苦寒攻下法;热毒在上,则多用升散解毒法,平素临床凡是颈部以上的红肿热痛均用此方。

如20余年前,家乡一位亲戚拔牙感染,出现发热、面部红肿疼痛,村卫生室给予"输液,三黄片口服",治疗一周不见好转,逢予归乡,遂诊治,余给以普济消毒饮,三日后红肿消退,见证了此方良效。热毒在上,证属郁热,清热解毒兼顾升散,所谓"火郁则发之"正是此理。该方除了黄连、黄芩、板蓝根、连翘、玄参等清热解毒药,还有升麻、柴胡、僵蚕、薄荷、牛蒡子、桔梗等升散药物,可以看出李东垣善用升散的风类药物。

2. 重视元气 李东垣认为,元气与阴火是一对矛盾,元气充足,阴火下降,人则无病,反之则元气不足,阴火上冲,出现发热,用药偏重于升提温补。据记载,当时适逢战乱,百姓饥饿、劳役、焦虑不安,战后多患病,症为发热、乏力,伴有脾胃功能失常,当时医生多用清热寒凉法治疗,死亡无数。李东垣认为是劳倦伤脾、元气损伤、阴火上冲导致,因脾胃是元气之根,故用补中气法治疗,遂救治患者无数,这便是流传后世的名方——补中益气汤,因该方选用大多是甘温升提药物,所以也称"甘温除大热法"。后世用此法治疗气虚发热以及许多内科虚损疾病,有很好疗效。脾胃理论也由此而形成,正如李氏所谓"内伤脾胃,百病由生"。

抑郁症是现代医学的病名,是当今社会发病率较高的心理疾病,其表现多样,如失眠、急躁、怕冷、出汗、疲劳、便秘等,随着人们生活节奏加快、生活方式改变,再加上心理健康教育滞后,发病率呈增高趋势,现代医学多从调节神经递质入手,但仍有许多问题不能解决。中医理论是建立在形神合一基础上,自古重视此类疾病,几千年来积累了大量治疗此类疾病的宝贵经验,从伤寒论,到金元时期以及明清时期的医案、著作看,许多都归属于此类疾病。中医治疗此类病证,需辨证论治,不同的表现、不同证候类型有不同的方案,个体化治疗是中医治疗此类疾病的优势,其中有一类抑郁症,属于中气不足类型,适用于补中益气汤治疗。

某男性患者,从事软件研发,多年奋斗,行业中有一定名气,但近两年出现精力不佳,睡眠差,伴便溏,日间头昏沉,情绪低落,常有心悸、胆怯、汗出,难以胜任日常工作。西医以抑郁症治疗,半年后,症状不减且加重,出现注意力难以集中,健忘,遂于当地中医诊治,以抑郁症给予疏肝、镇惊药物治疗一个月,效差,患者对治疗失去信心。后经朋友介绍就诊于我处,察其表现,患者因思虑过度,脾胃受伤,导致中气不足(元气亏损)、精血不能化生,致心肝失养,情志失调,遂给予补中益气汤,加合欢皮、酸枣仁、川芎、茯神、琥珀粉、西洋参。服药一周后,效果明显,继续调理两个月,患者情况大为好转,能够正常工作,后随访病情稳定,渐减西药,间断服用中药,半年后停服抗抑郁药。

3. 阐发脾胃学说 脾胃学说是李东垣学术思想的核心,因受其师张元素"脏腑虚实用药"的影响,把《黄帝内经》"人以水谷为本""有胃气则生,无胃气则死"作为立论根据,强调脾胃功能在维持人体生命过程中的重要性。他认为,脾胃乃"气血阴阳之根蒂",是人体气血产生的源泉,而脏腑功能活动无时不刻离不开气血的供给。他的脾胃论思想,就是以脾胃为中心,治疗全身疾病,"内伤脾胃,百病由生",百病都可以通过调理脾胃治疗。这一思想和方法在临床上有非常重要的应用价值。

某女性患者,63岁,过敏性哮喘史30年,每年6、7月份哮喘发作,喘憋有痰。情绪急躁,便秘10余年,2日一行,不畅,时觉左下腹疼痛,口干渴,欲饮,纳、寐可,舌暗红,苔黄腻,脉弦细。既往肠息肉切除术后15年,平素多发肠痉挛。中医认为,肺与大肠相表里,肺气不降、肠道不通,两者互为因果。患者哮喘,属肺气不降,口干渴,是肺热、阴虚津亏,病位虽在肺,但与脾胃相关,总属气机逆乱,当调畅气机为要。因脾胃是气机升降枢纽,脾胃升降正常是肺气和大肠顺畅的基础,且故给予调中气,降肺气,顺肠道,药用:太子参15 g,黄芩15 g,桑叶15 g,生石膏30 g,生黄芪30 g,生白术30 g,炒枳实15 g,麦冬15 g,白芍15 g,防风15 g,木香10 g,北沙参15 g,云茯苓15 g,蜜麻黄9 g,苦杏仁9 g,五味子10 g。14剂。药后哮喘大减,口干改善、食欲增,大便基本日1行,便干改善,不畅感减轻,左下腹疼痛缓解。因家在外地,带方回家巩固治疗。三个月后前来复诊,诉间断服药三个月,大便通畅,至今哮喘未作。因考虑肺病日久及肾,气失摄纳,嘱其将原方加肉桂、肉苁蓉,研末,加蜜和丸,每年服用3~5个月,坚持服用两年。从治疗至今只有一次因为感冒诱发了哮喘,而且时间很短即恢复。

余对于其他脏腑疾病,亦按此入手,即以脾胃为中心,调理全身,此为李东垣脾胃论的本质。

4. 益气聪明汤应用 益气聪明汤载于《东垣试效方》中,治疗饮食不节、劳逸形体导致脾胃损伤,出现的视物昏花、耳聋、耳鸣等症状。此方是在补中益气汤基础上,加葛根、蔓荆子、白芍、黄柏组成。葛根、蔓荆子是升散药物，引药上行到头部，黄柏、白芍补充肾阴。因为耳、目功能虽有赖于脾胃运化精微，但毕竟与肾精相关，许多老年性白内障、视神经萎缩、黄斑病变及突发性耳聋、耳鸣，用该方加减，大都有效。如曾治一位黄斑水肿患者（眼科俗称为"老黄"），视力下降明显，伴有头晕，平素血压、血脂、血糖偏高，眼科曾注射改善水肿药物，效差，遂求我处治疗。初诊时给予补肾明目法，效果一般，后用益气聪明汤，原方加入葛根、升麻、黄芪，病情得到好转，视力明显提高。

眩晕多见于现代医学的脑血管病以及前庭神经功能障碍，而中医对眩晕有多种辨证，多为肝阳上亢、痰浊上犯、瘀血阻滞、气血不足等，其中气血虚弱多见，且多数患者几种病因病机同时存在，难以精准治疗。临床上遇到久病、或老年眩晕者，用李东垣的益气聪明汤，效果颇佳。

患者徐某，男性，72 岁，患头晕半年余。三个月前因情绪激动突发眩晕，天旋地转，周身无力，伴言语不利，入院 MRI 检查，诊断为"脑梗死"，经治疗眩晕改善，但仍感头晕，双下肢无力，站立不稳，纳、寐可，二便调，舌暗红，苔薄黄，脉弦滑无力。考虑其平素血压偏高，喜烟酒。辨证为脾胃气虚，痰浊内生。因中气虚弱，不能散精，精血不能行于上，痰浊郁于上不降，致清空失养。正所谓"清阳不升，浊阴不降"，遂给予益气聪明汤升阳益气，助气血上行头部，同用半夏天麻白术汤降痰浊。药用：葛根 30 g，生黄芪 20 g，荆芥穗 15 g，天麻 15 g，清半夏 10 g，麸炒白术 15 g，茯苓 15 g，陈皮 12 g，炒僵蚕 15 g，怀牛膝 15 g，制天南星 9 g，蝉蜕 15 g，菊花 15 g，夏枯草 15 g，炒苍术 15 g，黄芩 15 g。7 剂，水煎服，早晚各一次。以上方为基础，随诊略有改动，经治一个月，诸症日渐减轻。头晕止，双下肢无力明显改善。三个月后随访，症状未再复发。

三、王好古

王好古,字进之,晚号海藏老人,元代赵州(今河北省赵县)人。生于 1200 年(金承安五年),卒于 1264 年(有争议)。王好古自幼喜欢医方,对岐黄诸家医学著作有研究,这为其以后学医打下了很好的基础。他与李东垣同时师从张元素,除了全面继承了老师张元素的思想,以及他师兄李东垣的医术,还形成了自己独到思想。在脏腑辨证体系下,除了重视脾胃,对三阴证候有独特研究,用药善于温补,尤善用附子、干姜、肉桂等温热之品,对于功能衰弱、阳气不足证候,有较好疗效。

1. 阴证学说　王好古突出的医学成就,就是把张元素的脏腑辨证、李东垣的脾胃论和张仲景的伤寒论结合起来,对伤寒论中三阴证候进行了研究,结合自己的临床经验,创立阴证学说,著成《阴证略例》。三阴证候是张仲景伤寒论中针对于三阳证候而言,是疾病发展过程中,阳气衰弱,脏腑功能低下,正气不足的阶段,证候多凶险,不易治疗。张仲景在《伤寒论》中,把外感病在人体发病的过程,分成六个层次,即我们常说的六经,三阳属于实热证,三阴属于虚寒证,由于当时人们研究张仲景伤寒论,多注重三阳证候,也就是热证,喜用寒凉药物,这也和当时刘完素为首的寒凉学派盛行有关。对于三阴证候,也就是虚寒证,不够重视,研究不足,导致许多虚寒性疾病不能得到正确治疗,而延误患者性命。王好古针对这一现象,指出了阴证难辨难治,从而对阴证(虚寒证)进行了深入研究,阐述病因、病机、诊断、治疗,自成体系,用药多善于温补,为后世温补学派打下了基础。

王好古认为,阴证的形成有内外二因,内因主指人素体阳气不足,或者说是阳虚体质,这种人容易形成阴证;外因主指人感受雾露雨湿,或过服凉药,过食生冷等,外因多为内因而起,这种观点是科学的,符合辩证法。王氏对临床上许多阴证表现进行了总结,尤其是对于一些疑似病证进行了鉴别,如患者看似面色浮红,自感身热,但用手触诊,可感觉发凉,脉象沉细,这为假热真寒,应用温补药物。正如后人说"证有假,而脉无假,脉有疑似而舌苔存真",中医的舌苔脉象是客观的,但是用于中医的辨证方面,有些人故弄玄虚,用中医的脉诊断西医的病,这是不客观的。

在他的医案中,有许多治疗阴证的例子,如"完颜将军之子小完颜将军病伤寒六七日,寒热间作,腕后有瘀3~5点,鼻中微出血。医以白虎汤、柴胡等药治之无效。及余诊之,六脉沉涩,胸膈间及四肢按之殊无大热,此内寒也。问其故,因暑热卧殿角之侧,先伤寒,次大渴,饮冰酪水(今奶制品)一大碗,外感者轻,内伤者重,外从内病,俱为阴,故先斑衄,后显内阴,寒热间作,脾亦有之,非往来寒热之少阳,与调中汤,数服而愈"。

欧洲人有喝凉牛奶习惯,曾有一位中国女留学生,从初中开始去欧洲学习,已有六七年,逐渐适应了欧洲人饮食习惯。三年前出现痛经,月经延迟,多囊卵巢,平素大便不成形,回国后想中医调理。我根据其病史,判断是阳气不足(女人多为阴性体质),内伤寒湿,胞宫受寒,应温化寒湿,温经通脉。以温经汤加理中汤,一个月后痛经止,月经按时来潮,因假期已满,嘱其回欧洲继续服用,并尽量温服牛奶。

2. 神术汤的运用　神术汤是王好古治疗内有湿、外感风邪的基础方,就三味主药——苍术、防风、甘草,加生姜、葱白组成。此方以苍术为君药,臣以防风,内外之湿均可去除,内湿重者还可加白术,芳香避秽,走而不守。防风为佐,外散风邪,又能胜湿。临床对于素体内湿偏盛,感受风邪之头痛、恶风等有较好效果。当然也可配合其他祛风除湿之品应用。王好古在张元素、李东垣学说基础上,对阳气虚弱病证进行了发挥,除了脾胃,对肾阳不足也进行了研究,许多情况都是脾肾同治。这是对易水学派、脾胃学说的发展。

患者唐某，男性，42 岁，出生于湖南，现久居上海，周身关节游走性热痛 4 年余。平素喜冷饮、啤酒，且居住地潮湿，逐渐出现关节疼痛，一年四季均发作，阴天、刮风天加重，饮酒后亦加重，在当地医院行相关检查发现血尿酸偏高，于 2016 年 7 月 10 号就诊。诊时自述周身关节游走性热痛，同时也有恶寒，天气变化时明显，尤其遇湿、冷加重，已持续 3 天未缓解，纳馨，寐安，盗汗，偶见头晕，大便干结，患者平素喜食辛辣，生冷，口腔溃疡反复发作，舌质淡，苔薄白，脉弦紧。当地按湿热痹症治疗，无效。予根据其表现，以阳虚寒湿偏盛为主要病机，局部关节有化热趋势，抓住主要病机，兼顾局部，以神术汤加味治疗。药用黑附子 9 g，炙甘草 9 g，独活 15 g，生麻黄 6 g，盐黄柏 10 g，桂枝 12 g，羌活 15 g，防风 15 g，全蝎 6 g，僵蚕 12 g，炒苍术 15 g，炒薏苡仁 30 g，当归 12 g，知母 12 g，白芍 12 g，乌梢蛇 12 g，生姜、葱白适量。14 剂。药后自觉身体轻松，关节疼痛减轻大半，遂以此方加减治疗两个月，诸症缓解。一年后因喝啤酒，症状又有反复，仍以此方加减获效。

临床上患者虽有阳虚表现，但不一定是纯阳虚，有可能是阳气闭郁，这时就要在温通阳气基础上，加疏肝理气之品，才能获效。

患者杨某，男性，48 岁，居住于广东，畏寒恶风 5 年余。自诉 5 年前无明显诱因出现双足不温、畏寒，后发展到下肢，再后蔓延至全身，加衣被后可缓解，当地服用附子、肉桂等温补中药治疗效平。来诊时恶风畏寒，汗多，双下肢尤其怕冷，口干欲饮，纳可，大便偏软，小便黄，舌暗红，苔黄腻，脉弦滑小数。遂给予桂枝 12 g，柴胡 12 g，白芍 15 g，淫羊藿 15 g，炒白术 15 g，防风 12 g，生黄芪 30 g，当归 12 g，炒枳壳 15 g，川芎 12 g，炙甘草 6 g，生晒参 6 g，云茯苓 15 g，麦冬 15 g，生姜 2 片为引。服药一个月，病情明显好转。现已经三个月余，病情稳定。

四、罗天益

罗天益,字谦甫,号容斋,元代真定(今河北正定)人,生于 1220 年,卒于 1290 年。他除了系统学习了李东垣的思想和经验,还继承了张元素的思想,也是易水学派的中坚人物。罗天益的医学成就是多方面的,在脾胃思想方面,全面继承了李东垣的学术思想,并有所发挥。在论述脾胃损伤病因方面,李东垣只指出饮食所伤,罗天益细分为食伤和饮伤,更加精准,如饮酒伤脾胃,冷饮伤脾胃,在现在来说也有现实意义。晚年,罗天益结合毕生所学,著《卫生宝鉴》一书。

据历史记载,罗天益在当军医时曾治疗征南元帅的胃肠病,脐腹冷痛,腹泻完谷不化,双腿脚发凉,脉沉细微弱。这在当时就是急症,罗天益分析,患者居住潮湿之地,多饮乳酪(奶制品),伤及脾胃之阳气,内湿产生,又年高气弱,经常深入敌境,感受外界寒湿,内外相合,出现此病证。遂给予健脾祛湿、温补阳气的药物,见效明显,其中用了附子、肉桂等辛温之品,这是继承了李东垣的脾胃思想,又参考了王好古温阳除湿之法。具体阐述以下两点。

1. 重视甘补辛升 　罗天益除了整理李东垣的经验,自己在晚年也完成了一部著作——《卫生宝鉴》,总结了他的学术思想。尤其是在治疗上重视甘补辛升,除了用老师的方子加减治病,自己还创制了许多行之有效的方剂,如顺气和中汤治疗气虚头痛,临床疗效显著。

某患者女性,48 岁,是一位银行高管。患偏头疼 20 余年,每次头痛都与劳累、紧张、睡眠不足有关,一年四季,每月发作,每次发作 3～5 天,有时长达一周,以至于影响工作。非常苦恼,西医诊断为"神经血管性头痛",初服用卡马西平有效,后难以控制,改服芬必得、西比灵,收效甚微。其头痛大都在右侧,发作时有触电感,身体偏胖,日间常困倦无力,便溏,舌胖,齿痕,苔白腻,脉细滑。辨证属于脾虚、内湿头痛,给予顺气和中汤加减(黄芪、党参、苍术、川芎、羌活、葛根、白术、蔓荆子、当归、白芍、泽泻、柴胡、菖蒲、僵蚕、升麻、半夏),该方补脾胃、升阳气、祛风湿、通经络。服药一个月,头痛时间后移,程度减轻,又加入全蝎、蜈蚣,共服用三月余,头痛止。

2. 脾胃观 罗天益为李东垣之徒,其易水学派的学术特点十分明显,将脏腑辨证贯穿始终,内伤杂病偏重从脾胃论治。罗天益辨治脾胃病突出整体观念,既强调脾胃的地位和作用,分析脾胃病病机以整体观念为主,脾胃病分为饮伤脾胃、食伤脾胃,劳倦虚损分为虚中有寒、虚中有热,将其师李东垣的脾胃学说整体继承,又做到进一步发展。

脾胃思想治疗现代代谢疾病病例:一位知名书法家,每日长时临摹、书写,好浓茶,日进4~5壶。日久出现肥胖,大便黏滞,头晕乏力,化验血脂、血糖、血压均高,脂肪肝,转氨酶高。平素口气重,脘腹胀满,舌苔黄腻,脉弦滑。证属饮伤脾胃、湿郁化热,应健脾祛湿,给予参苓白术散加平胃散,加入黄芩、炒薏苡仁、苍术、茵陈、生姜,并嘱咐其减少饮酒,加强运动,间断服药半年后,指标明显下降,精力大增,神清气爽,体重下降 5 kg。

五、张景岳

张介宾,字会卿,号景岳,别号通一子。明代山阴会稽县(今浙江绍兴)人,生于 1563 年,卒于 1640 年。景岳治学极为严谨,能师古而不泥古,辨疑而不苟,既善于继承,又勇于创新,重视理论联系实践,对医学发展做出了很大贡献,其代表著作为《景岳全书》,是温补学派的代表人物,其学术思想被后世称为"王道思想"。

张景岳专心钻研医学,起初受朱丹溪滋阴降火思想影响,后在临床中觉效果不佳,于是摒弃了朱丹溪"阳常有余,阴常不足"的学说,改从师于张元素、李东垣，并提出后世著名的"阳非有余，阴本不足"的观点。张景岳认为阳气是人身至宝，是生命力所在。"天之大宝，只此一丸红日，人之大宝，只此一息真阳"，因善用熟地，被人送外号"张熟地"。

张氏根据药物特点，提出药中四维：即补气人参，补血熟地，泻下大黄，温阳附子，补肾四药：熟地、山药、山萸肉、枸杞。张景岳依据温补的理念，结合自己的认识，在六味地黄丸基础上，创立了左归饮、右归饮、左归丸、右归丸。

例：某公安刑侦队长，近半年出现头晕耳鸣，腰膝酸软，性功能减退，寐多梦，盗汗，大便多溏。因常年在刑侦第一线，精神高度紧张，近期手里有几个大案，甚是焦急，出现了上述现象，曾去医院就诊，未发现器质性病变。余辨证属于心血暗耗、肾精不足，方用左归饮，加耳聋左慈丸，重用熟地 30 g。服药两周，症状改善，但大便愈加不成形，考虑是熟地量大，加入补骨脂 15 g，石莲子 15 g，服用两周，大便成形。

六、薛立斋

薛己，字新甫，号立斋，吴郡（今江苏苏州市）人，生于 1487 年，卒于 1559 年。薛己家为世医，自幼习医，薛己先以"疡医"闻名，后于内外妇儿骨伤诸科无不擅长。他反对朱丹溪滋阴降火（过用寒凉，损伤阳气），学习张元素、李东垣，在研究脾胃基础上，又重视补肾，甚至提出"早晨补脾、晚上补肾"的观点，补脾用补中益气汤、四君子汤、香砂六君子汤，补肾阴用六味地黄丸，补肾阳用八味丸，是温补学派的发起人，故后世多以"温补"概括薛己的学术思想特色。

现在许多不孕不育的患者，按照中医辨证，不外是脾胃和肝肾失调，也就是后天和先天的问题。

例一：朋友的女儿婚后三年未孕，医院检查无异常，平素性情急躁,月经延后,量少,痛经,喜生冷辛辣,经常胃胀,便秘,多熬夜,夜间盗汗。考虑先后天失调,嘱其平常饮食要平衡,不能过食辛辣、生冷,保护脾胃,要保持心情舒畅,要养成早睡习惯。同时给予逍遥散合六味地黄丸加酸枣仁、杜仲、续断、女贞子。逍遥散疏肝健脾和胃,经常情绪急躁就是肝气不好,肝血受损,因肝肾同源,把肝养好,许多问题就迎刃而解。另外,白术、茯苓、甘草、山药健脾,脾胃功能健全,气血生化有源,能保证"土壤"(怀孕问题就是土壤和种子问题),加入六味地黄丸是因其肾精不足,再加入杜仲、续断、女贞子增强补肾作用,解决先天问题。用药一个月,朋友电话告知已怀孕。

例二:中学生,16 岁,男性,身材瘦小,近一年出现肌肉颤动,当地怀疑运动神经元病,曾于北京某医院考虑"特发性肌束颤动",无特效药物,遂求中医治疗。就诊时,发现患者身材瘦小,体重不足 40 kg,相对于同龄人,体力较差,操场跑步不能坚持,饮食尚可,便溏。按照中医辨证,一有脾虚,因脾主肌肉四肢,应先健脾胃,用了补中益气合四君子汤(里面有黄芪,长肌肉)。因中医认为这种肌肉颤动是内风,故二有肝肾不足、阴虚风动,要补足肝肾,息风止痉,用八味丸加全蝎、僵蚕、生龙骨、生牡蛎,此为补肝肾加息风。因考虑患者处于生长发育的年龄,需要阳气,六味丸滋阴,不能温阳,所以加入少量肉桂、附子,鼓舞阳气,促进气血生长,便选择八味丸。脾肾双调三个月后,体重增加了 4 kg,体力明显改善,肌肉颤动明显减轻,后来停药三个月后,一次感冒发烧,又出现轻度肌肉颤动,又用此方治疗,颤动基本消失。同样用这个思路治疗多动、抽动患者,皆取得很好疗效。

七、赵献可

赵献可,字养葵,自号医巫闾子,明代鄞县(今浙江宁波)人,生于1573 年,卒于 1664 年。对易经、道学、医学均有研究,学术上重视命门研究。命门,指的是生命的原动力,包含真阴和真阳,以阳气为主导,或者叫生命之火。如果命门之火强壮,生命力就旺盛;反之,命门之火衰退,生命力就减弱,命门之火熄灭,生命就会终止,命门之火需要肾中真水滋养。赵献可认为,人体生命之主不是心,而是命门,两肾间动气,内寓元阴元阳,补肾要分清阴阳。

例:6 岁脑瘤患儿,术后化疗,身体极虚,血红蛋白、血小板、白细胞均下降,且恶心、呕吐、食欲极差。考虑化疗伤及脾胃,气血大亏,若不调理,恐难以再坚持化疗,病情也会恶化。遂给予健脾开胃药物,同时加入龟鹿二仙胶,另加肉桂 2 g,并嘱咐患儿家长,每次服药不宜过多,可多次服用。两周后,患儿气色明显好转,精神改善,再坚持服用两周,血常规恢复正常。后每次化疗都服用此方,目前病情非常稳定。分析此方,方中加肉桂 2 g,是该方的"方眼",画龙点睛之笔,少量肉桂可以振奋阳气,助命门之火,促进气血生长。

八、叶天士、吴鞠通(清代温病学派与易水学派)

到了清代,易水学派继续发展,如最有影响的温病学派,就是寒凉学派与易水学派的融合,其代表人物有叶天士、吴鞠通等。

1.叶天士名桂,字天士,号香岩,别号南阳先生。江苏吴县(今江苏苏州)人,生于 1666 年,卒于 1745 年。一代大医叶天士既治疗热性病,也治疗内伤杂病,重视脏腑辨证,尤其对于脾胃病治疗有独到见解。他提出"太阴阴土,得阳始运;阳明阳土,得阴始安",即把中医的脾和胃分而论治,认识到治疗脾湿证,要温阳,治疗胃病,要润燥,这对于我们现在治疗现代的慢性萎缩性胃炎,有很大的启发。

慢性萎缩性胃炎病例:患者 52 岁。胃镜提示慢性萎缩性胃炎伴肠化,还有轻度不典型增生。医院告之属于癌前病变,患者很是恐慌,赴京就诊我处。询其常胃脘部胀满,隐隐作痛,嗳气烧心,大便偏干,少苔,脉弦细。予健脾疏肝理气止痛之四君子、平胃散、柴胡疏肝散加减,加入莪术,服药两周,疼痛缓解不显。遂分析其经常口干,但不敢喝凉水,烧心,无酸水,舌红,舌苔较薄,脉细,考虑胃阴不足,应润降,即加入养胃阴的石斛、玉竹、沙参、麦冬,恐药物偏凉滋腻,加入生姜、陈皮、木香,服用两周,胃痛基本消失。此患者间断服药两年(每年服用三个月),胃镜复查,病情明显好转(未发现增生,萎缩也减轻)。

从此,对于慢性萎缩性胃炎患者,在临床上,除了运脾、疏肝理气之外,如果有阴虚现象,如少苔或剥脱地图舌,加入养阴的药物,往往能提高疗效。

2.吴鞠通名瑭,字佩衍,号鞠通,江苏淮阴人,生于1758年,卒于1836年。学术上受叶天士影响,他的《温病条辨》里记载的许多名方是根据叶天士临床病案整理而来。他把脏腑辨证与温病结合起来,创立了三焦辨证(上焦心肺,中焦脾胃,下焦肝肾)。外感热病的发展,先于上焦心肺,重点为肺,比如流感后先发烧,咽喉疼痛,咳嗽,进一步影响中焦脾胃,最后失治会累及下焦肝肾,这是大概规律,不同时期,有不同的治疗方法。现代治疗感冒温病的银翘解毒丸、莲花清瘟,均源于吴鞠通的银翘散加减。银翘散有金银花、连翘、淡竹叶、牛蒡子、荆芥穗、淡豆豉、薄荷、桔梗、甘草、芦根,辛凉解表,治疗上焦风热,症见发热、咽痛、口渴、咳嗽、黄痰。

如山西肾功能不全的患者,有一次感冒发热,39℃,咽痛咳嗽,因恐引起肾功能恶化,拒服西药,服用许多中成药均无效,求诊于我处,予银翘散,服了一剂阔效,问其如何煎药,他言朋友使用煎药机器煎熬近1个小时,予嘱其亲自煎药,开锅10分钟即可,又服用一剂,第二天热退,咳嗽减轻。

银翘散乃辛凉解表方,该方多用轻清宣散的花叶药物,久煎易失作用,吴鞠通在《温病条辨》里特有说明:香气大出即可。

还有一个治疗湿热的名方——三仁汤,是病在中焦脾胃、湿热内蕴的主方。现代社会内伤病致脾胃受损,湿热内生多见,三仁汤是一个治疗湿热的基本方:薏苡仁、杏仁、白蔻仁、半夏、厚朴、滑石、竹叶、通草。

方子虽小,组方却很严谨。中医理论认为,人体水液代谢需要三个环节,第一是上焦肺,也称为水的上源(通调水道);第二是中焦脾胃,是中间枢纽;第三是下焦肾,水的下源。虽然脾胃是枢纽,但三者都要参与,此方内杏仁宣肺开肺,半夏、厚朴、白蔻仁畅通中焦,薏苡仁、滑石、通草、竹叶淡渗利下,兼顾三焦。

如西安患者,40余岁,文物收藏爱好者。素好酒,形体肥胖,化验血糖、血脂、尿酸均偏高,并未重视。后出现口渴、口甜,大便黏滞,身体乏力,小便黄。西医给了降脂药,但不能缓解症状,于我处诊治,给三仁汤加佩兰、茯苓、太子参、石斛。两周后,症状缓解。

中焦湿热,湿热并重。《黄帝内经》记载有一名为"脾瘅"的病,"有病口甘者,此五气之溢也,名曰脾瘅。夫五味入口,藏于胃,脾为之行其精气,津液在脾,故令人口甘也""此肥美之所发也。此人必数食甘美而多肥,肥者令人内热,甘者令人中满,故其气上溢,转为消渴"。提出"治之以兰,除陈气也",可用佩兰泡水饮用。

因为湿是阴邪,容易下行,日久下注,影响下焦或者腰以下部位,出现小便涩痛不利,下肢关节肿痛等症状。

如痛风患者,新疆人,50岁,素食牛羊肉,饮酒不断,出现足大趾关节红肿热痛,西医检查提示高尿酸,诊断为痛风,用秋水仙碱,因不良反应大,被迫停药。慕名前来就诊,察其患处关节变形,足踝、足大趾疼痛难忍,需止痛药,舌红,苔黄腻,脉弦滑。这是典型的湿热流注关节,兼有瘀血阻滞,给予四妙散(黄白苍术、牛膝、薏苡仁)加穿山甲、土鳖虫等。半个月后,患者回电,疼痛明显减轻,嘱其戒酒,饮食清淡,继续服用中药。一个月后,疼痛基本消失,红肿消退。当然,变形关节短时间不可能恢复。

第四节　易水学派对中医学术发展的影响

一、易水学派对中医学术流派社会功能的影响

（一）易水学派体现了巨大的社会医学能力

1. 易水学派形成的社会背景　医家群体是社会医学能力中最重要的因素。以医学流派形式出现的医家共同体，更是一支不容忽视的力量。人们常常看到，一个著名医学流派的崛起和鼎盛通常总是随着国家的兴旺和变革进行的。易水学派的诞生处于社会变迁、动荡的金元时期，在这样一种特定的社会环境中，一方面，原有的旧文化或多或少受到冲击，形成较为活跃的文化气氛，这种环境有利于思想或文化的创新；另一方面，宋代盛行的运气学说流传至金朝，在医学界已是极其流行，医家们吸收其中运气古今有异，故疾病发生种类、性质也有不同的观点，放弃旧有常规，根据自己临床实践经验事实来思考医学问题，他们充分运用五运六气理论有关内容，对病机、治疗、转归等问题进行深入阐发，从而为医学研究引入一种新的思维角度。如易水学派的创始人张元素就认为"运气不齐，古今异轨，古方新病，不相能也"。他主张对证而权变古方或创用新方，他说："前人方法，即当时对证之药也。后人用之，当体指下脉气，从而加减，否则不效。余非鄙乎前人而自用也，盖五行相制相兼，生化制承之体，一时之间，变乱无常，验脉处方，亦前人之法也。""后人之用古者，触类而长之，则知其本，而不致差误矣。"

2. 易水学派的学术特点　在研究方法方面，宋儒无论理学家还是新学家，都在儒家经典著作研究中，轻视字句诠释，而注重发挥自己

的学术观点。这一研究方法,或者说这一表述方式,具有既借用圣贤的威望又增加本人学术观点被人接受的广度和程度的优点。因此,在促进学术争鸣、学术繁荣时,也使金元医家的研究学风受到了深刻的影响。他们虽然都尊崇《黄帝内经》和《伤寒论》等中医经典著作,但是他们很少把经典作为诠释对象,而只看作印证自己学术观点的论据,他们借助经义的阐述,发挥自己的观点,张元素、李杲、王好古、罗天益、薛立斋、赵献可、张介宾、李中梓等无一例外。

易水学派诸家善于继承,也敢于创新。在学习态度方面,他们也都强调学有渊源,必须深入研究中医的古典医籍原著,对《黄帝内经》和《伤寒论》等著作学得十分透彻。但是,他们在继承中医经典理论与老师的学术经验观点的同时,却又少受传统理论或老师学术思想的限制,如李杲、王好古遵循张元素顾护正气,讲究药性的思想,又各自在脾胃病和阴证辨证等方面有突出创见。通过张元素乃至以后易水诸家的共同努力,使中国传统医学从理论到实践,都有了重大的发展和提高。如脏腑辨证,他们以脏腑病机作为理论依据,做了精辟的研究,于脾、胃、肾、命门以及三焦诸脏腑发挥尤多,其脾胃和肾命两学说的形成和发展,经过学派成员持续不断地共同努力,不仅丰富了中医学的藏象学说,而且有效地指导了医家的临床实践,得出了肯定的结论,为中医科学的复兴做出了很大的贡献,体现了巨大的社会医学能力。对后世医学发展的影响,也颇为深远。

(二)学派在医家中结成了一种有力的学术纽带

1. 学派在合作与竞争中形成　医学活动需要合作,也需要竞争。合作和竞争作为矛盾的双方从不同角度推动医学前进。学派这种特殊的医学活动组织形式,既是高效率的合作结构,又是充满活力的竞争结构,它像一条有力的学术纽带,把医家们连在一起。

2. 医家的学术观点的确立决定学术流派　易水学派之中大多数

出身"名门"—跻身于一个优秀的医家集体,得到过名师的指教。张元素在学术上的种种创建,为这个学派的形成奠定了极为坚实的基础。易水诸家,在学术上既有师承相传的共同之处,而又各具特色。将他们的主要学术成就综合起来,似乎可以这样说,易水学派以探讨脏腑病机及其辨证为核心,诊治疾病(特别是内伤杂病),在切实掌握四诊所得的客观临床资料后,着重辨清其虚实寒热的病机,以作为补泻温清的治疗依据,同时在很大程度上,还注意把握脾胃与肾的先后天之本,以及三焦气机的调治问题,这是治病的关键所在。也就是说,易水学派的主要成就就是从系统脏腑辨证中发展和提高了中医辨证论治的理论体系,以药性理论的逐步完善丰富了辨证论治的内容,并将之付诸临床实践验证。张元素之学,由师承、私淑和医学著作的广泛流传而逐渐形成了易水学派与学派争鸣,他们突破前人认识范围,创立了一个又一个具有独特风格的医学理论学说,使之在具体外感、内伤病的病因、病机、辨证、用药等方面,都取得了显著进展。一条学术纽带由此相传,逐渐形成一个由一般脏腑辨证为始,逐步深入发展,着重脾胃、肾命辨证的学派,逐渐为人熟悉,最后得到广泛认可。

3. 学术纽带决定学术人才的产生和成长 在学派这种高效的医家共同体中,年轻人依靠学术大师的指引,比较容易进入医学的前沿而尽早有所创新,不至于面对错综复杂的临床病变不知所措,迷失方向。反之,前辈医家由于年轻人敏锐的、活跃的、有朝气的探索精神的激发,得以更大地发挥个人的创造力,挖掘其智能潜力。像易水学派这样由一些著名的医家群体所获得的成功,有力地证明了的确存在着一种优势积累模式。可以推断,如果两个最初医学能力没有明显差异的人,置身于不同的医家群体(或者说不同的学术纽带中),其后的成就将表现出明显的差别。学术纽带的强弱是中医学人才产生和成长的关键外在因素。

（三）学派造成了一种"群体竞争"的态势

金、元医家主张临床治病必须强调具体疾病的具体病因、病机的分析研究，因此提出各种不同的医学辨证论治理论。这种学术的创新及学派之间的争鸣论辩，就造成了一种"群体竞争"的态势，促进了中医学的发展，丰富了中医学理论宝库，从而也提高了医家们诊疗疾病的能力。但真正的医学流派争鸣应该是在学术见解和师承关系不同的两大学术流派——河间学派与易水学派竞争之间进行的。河间、易水两家学说虽各有特点，但又互相渗透，两者互相促进，各有所长；大家不拘形式，自由争论，提出疑难，交流信息。争论者相互切磋，问题常常迎刃而解。在这种群体竞争环境里，各大医家能迅速了解医术的进展，抓住解决临床诊疗疾病问题关键之所在，因此在推动我国医学进步上起到了积极作用。

的确，在一个学派内部，既然是基本观点和共同信念把它的成员有机地联系在一起，那么，学术上的竞争必然经常达到最佳状态。"聚焦"在同一科学信念和目标下的众多思想碰撞，必将产生出大量创造性思维的火花，促进中医科学的发展，因此，易水学派的形成对当时和后世医学家们的影响是很大的。其虽以温补著名，自成一家之言，然立论各异，见解有殊，补脾补肾，互竞长短。

任何科学在其成长过程中都有一个由潜到显、由孕育到诞生的阶段，为了冲破传统势力的束缚，为新生学说争取一席生存空间，学派的有意识的斗争常常是决定性的。金、元时期的中医学向着医学辨证论治理论的各个方向发展过程中，出现了不同学术见解。自由争鸣条件下，如果没有河间学派的顽强努力，"火热论"的诞生是不可设想的；同样，如果没有易水学派的通力奋斗，任何个人也无力用温补的观点来统一如此纷繁复杂的脏腑病机及其辨证领域；如果没有李杲、王好古等后来弟子得其要领、并付诸实践数百年，张元素所创药物升降沉浮、归经、引经报使学说以及随证制方思想和制方大法的完善和发展也是不可能的。

(四)学派是学术自由的可靠保证

纵观中医学史,新生的诊疗思想和理论没有不经过顽强斗争就被人接受的。就医学界本身而言,学术自由也不是一件想当然的事情,依靠某些过时权威的赏赐或善良的愿望是远远不够的。学术自由需要一种结构的保证,这个保证就是不同学派的存在及其之间的竞争。

金、元时期社会动荡,人民经历长久的战乱,生活极端痛苦,各种因素造成疫病泛滥流行,对医学提出了更高的要求。当时出现了一些非常杰出的医家,如刘完素、张元素、张从正、李杲、王好古、朱震亨等。他们在各自的医疗实践中对中医学理论进行新的思考,做出新的探索,并阐发了各自的不同认识,创立了各具特色的理论学说,形成了不同的学术流派。例如,刘完素的"火热论"为诊治火热病开辟了一条新路;张元素、李杲的创新不仅使临证用药有了一整套有机的理论指导,而且在诊治内伤病方面拓宽了补气法的应用范围;张从正则以善用汗、吐、下三法治疗各类疾病著称,突出地发挥了"攻邪论"的临床实践;朱震亨在阴、阳、火、热等中医理论基本概念上,做了系统阐述,尤其注重病理与治疗的结合,形成独特的滋阴降火治疗理论。他们在医学理论和医术方面,勇于创新,各成一家,展开了学术的争鸣,使这一时期成为中医学发展历史的重要转折点。这个历史事实证明,学派就是学术自由的可靠保证。

医学是人类对与自身疾病相关的各种自然因素变化及其规律的不断探索。中医学的发展乃至突破,并不来源于外界的某种事先指令,而是由医家们在临床实践尝试中通过观察、提问、猜测、心悟、直觉、演绎甚至思辨实验幻想来不断修正诊疗思维方向,逐渐逼近客观真理,学术上的自由竞争是医学发展的必要条件。

不同学派的存在,在客观上形成了一个中医理论的"生存竞争"的环境。竞争的环境无论从认识论的角度还是从心理学的角度都是有利于中医学发展和人才成长的,它迫使医家们主动地为自己的学说和学派的生存权利而斗争,千方百计地证明和修正自己的学术观点。这种医学上的"生存竞争",保证了一种"自然的"而不是"指令式的"(人为的或行政的)选择过程的正常进行,中医学就是在这种自然的选择过程中发展起来了。从这个意义上说,不同学派的存在及其之间的竞争,正是学术自由的最高形式。

综上所述,发展中医学需要整个社会协调。中医学发展的正确道路是什么?是"百花齐放、百家争鸣"。应当充分利用学派巨大的科学功能和社会效能,当代科技主要特点是综合性很强,知识具有广泛性。因此,适应当代中医科技主要特点,合作创新、社会协同攻关的学派,有利于中医理论创新、能有效促进临床实践诊疗技能发展。中医学是一个具有一定自我调节功能的系统,本身具有一定的相对独立性,解决学术问题主要靠医家共同体内部的决定。对它过分地刺激、干预,就会破坏医学内部的秩序,特别是打乱医家共同体的正常结构,会造成社会上医学能力的衰退,给伪科学家、学术骗子以可乘之机。此外,要扶植不同学派,还应防止和克服中医界中各种封建意识的残余,破除迷信。为了学派健康竞争,应当注意正确识别人才,提倡科学道德,防止宗派活动,鼓励和保护勇于创新的苗头,为医学活动的健康发展创造有利的条件。

二、对中医学术体系研究的影响

1. 系统建立了内伤杂病的脏腑辨证治疗体系　自汉代张仲景撰《伤寒杂病论》,历经数代,外感病的六经辨证学说已为临床医家广泛应用,而仲景书之杂病部分,长期湮没,刊于世,至宋代林亿校正,方为医界所知。因而金元之前,外感病学的发展相对较为成熟,而内伤病学的研究则欠深入。直至张元素的脏腑议病说及李东垣的脾胃内伤学说创立后,才开辟了内伤病学研究发展的新时代。对此,元代朱丹溪曾给予极高评价:"夫假说问答,仲景之书也,而详于外感;明著性味,东垣之书也,而详于内伤。医之为书,至是始备,医之为道,至是始明。"

易水学派的内伤病学研究对后世影响最为深远的是其创建了脏腑辨证方法及系统的理法方药,正如张元素在《医学启源》中所云:"夫人有五藏六府、虚实寒热、生死顺逆,皆见形证脉气,若非切诊,无由识也。虚则补之,实则泻之,寒则温之,热则凉之,不虚不实,以经谓之,此乃良医之大法也。"

易水学派以五脏为系统对内伤杂病进行研究,不仅使脾胃、肾命学说日臻完善,也为其他各个系统理论与临床治疗的发展指出一条捷径。明清医家王旭高等对肝病治疗的论述,以及近年来在心系、肺系疾病治疗上的发展,也宗法于此。应用现代科学方法论对中医理论体系进行的大量研究表明,易水学派创建的脏腑辨证治疗体系,虽然依赖于前代中医理论与临床经验的总结和古代哲学的思辨,却不乏科学的真知灼见,处处闪烁着控制论、系统论的火花。中医发展的现代环境较之易水学派形成发展的时代有着明显的优越之处,应用现代科学方法可以使我们从方法论角度对脏腑辨证治疗的优势加以整理研究,而现代实验科学可以使脏腑系统在更深入更微观的层次上逐渐清晰起来,使易水学派为之奋斗数百年的脏腑辨证治疗体系大放异彩从而使内伤病学的发展出现新的飞跃。

2. 促进了脾肾理论与临床的全面发展 随着易水学派医家对脏腑病机的深入探讨,金元时期李东垣及明清时期的张景岳、赵献可等著名医家,先后系统地提出了脾胃学说及肾命学说,对脾肾理论与临床进行了全面论析,使之成为中医脏腑理论体系中最重要的组成

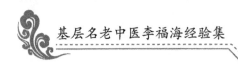

部分。

李东垣集金元之前医家脾胃论述之大成，着重阐发脾胃为元气之本，创"内伤脾胃，百病由生"论，立"火与元气不两立"说，制补中升阳、甘温除热之大法，形成了别具一格的学术特色。后人对东垣建立脾胃学说的功绩给予了极高评价，如清代屠文杰在《伤寒经解》中所云："观东垣遵《黄帝内经》及仲景之文而论脾胃……自此论出，《黄帝内经》之文益显，治脾胃之法愈悉，而天下后世乃知人生莫先于脾胃，而方法总无逃乎东垣之范围，其惠也亦大哉！"受东垣脾胃学说之影响，明清之际不少著名医家都对脾胃理论进行了深入探讨，并提出了某些著名论点，如薛立斋首创"脾统血"论，明确了脾的这一重要生理功能；张景岳提出"调五脏可以安脾胃"论，与东垣调脾胃以治五脏之论，各有侧重，互相补充，阐明了脾胃与五脏的关系；李中梓提出先后天之本论对脾肾理论进行高度概括。此外，明代绮石持"阳虚三夺统于脾"论，遥承仲景治虚劳建中之遗旨，宗东垣疗内伤重脾胃之心法，强调久病虚劳，阳气虚乏，应以建中补脾为调治之圭臬；明代陈实功提出"诸疮全赖脾土"论，将脾胃学说引申应用到外科领域，并做出新的发挥；万密斋小儿"脾常不足"论，使脾胃学说在儿科的应用更为完善；明代吴澄重养脾阴论，补东垣详于脾阳而略于脾阴之不足。清代名医叶天士，虽为温病大师，临床亦善理虚，他曾云"内伤必取法于东垣"，而又针对东垣详于升脾而略于降胃之偏颇，主张脾胃分治，尤重滋养胃阴。他指出"仲景急下存阴，其治在胃，东垣大升阳气，其治在脾""太阴阴土，得阳始运，阳明阳土，得阴自安，以脾喜刚燥，胃喜柔润也"。对临床胃阴虚乏诸证，主以甘平、甘凉濡润胃津，通降胃腑，所制养胃生津的益胃汤诸方，皆是被临床医家争相运用历久不衰的名方。华岫云赞叶氏论超千古，林佩琴赞其效验神奇，可谓继东垣之后，在脾胃学说发展上最著功绩者。仅就上述，已可见由李东垣创建的脾胃学说在明清时期有了更为长足的发展，主要体现了两大特点，一是对脾胃的生理病理及辨证施治规律有了更为深刻的认识,二是脾胃学说之运用已由内科向妇、儿、外等科全面展开,从而使脾胃理论与临床的结合更加紧密。

由私淑于易水之学的明清医家创建的肾命学说,与脾胃学说一起,主宰了明清之后乃至今日中医脏腑学说的论坛。张景岳立肾命水火说,倡"阳非有余""真阴不足"论,赵献可重命门之火,薛立斋脾肾并重,李中梓倡先后天之本论。诸家之论,相映生辉,使易水之学的脾肾理论更为系统与完整。

易水学派医家的脾肾理论主要在对内伤虚损病变研究中形成,善用温补也就成了这一派医家一脉相承的鲜明学术特色。从张元素倡导"养胃气为本"到其高足李东垣之补中升阳、甘温除热之治,乃至王海藏专论"三阴中阳虚",主张"温养脾胃",易水学派一改金元医家治内伤滥用攻邪诛伐无过之流俗,以其善用甘温补虚的学术特长呈现于金元医坛。易水学派的明清医家,虽由元素、东垣之重视脾胃转向重肾或脾肾并重,却未失易水之学甘温补虚之遗风。薛立斋善疗虚损,主"滋化源",其于健脾,常宗东垣补中益气,其于补肾,多用六味丸、八味丸,甚或脾肾双补,两方并用。赵献可强调真阳不可亏,临证善用八味肾气丸,以补肾命之火。张景岳被视为明代医家中善用温补的代表人物,主张"阴中求阳""阳中求阴""温养阳气,填补真阴",对慢性虚损性疾病,认为"唯有甘温之法,尚有望其成功",故有"补必兼温"之言。李中梓注重甘温益气扶阳,尝言"气血俱要,而补气在补血之先;阴阳并需,而养阳在滋阴之上"。易水学派医家正是在内伤虚损病变的治疗研究中,特别是对脾肾亏虚病证的探讨中,才对脾肾理论有了更深刻的阐述,并形成了以温补为主的治疗用药特点,举凡补中升阳、甘温除热、温扶肾阳、温填肾精等都是这一学派的常用治法。但如果据此而指责易水学派医家只知温补,不知寒凉,只知补虚,不知祛实,也是不符合实际的。实际上,他们对热实之证并不废寒凉攻下之法,只不过对内伤虚损病证有更多的发挥罢了。

易水学派关于脾肾理论的论述,在近年引起医学界的广泛重视与研究,不仅整理出版了许多论述脾胃或肾命的专著,而且有大量应用补益脾肾治疗取得良好疗效的临床报告,结合现代实验科学对脾本质与肾本质、脾虚证与肾虚证以及补益脾肾方药进行的广泛研究,进一步证实了脾肾理论的科学价值,促进了临床疗效的提高。

三、对中医学术创新求实的良好学风的促进

易水学派之所以能在金元明清数百年历史时期内久盛不衰,固然与其选择了脏腑病机研究与治疗这一总体研究课题,并掌握了正确的研究方法有关,但也离不开这一学派创新求实的良好学风。正是在"古方新病不相能"的治学思想指导下,张元素才能在脏腑辨证学说、药物归经学说等方面发前人之未发,独成一家之言;正是在创新发展思想指导下,李东垣才系统创建了脾胃学说;也正是勇于创新发展,私淑易水之学的明清医家才创建了肾命水火学说,促进了脾肾理论与临床的全面发展。因此,创新使易水学派充满了生机与活力,敢于冲破前人旧说标新立异,不断提出新的学说、新的理论、新的治法,因而也就能随着时代的前进开创出领先于同时代的医学业绩。易水学派医家在中医学术发展上的创新精神,促进了金元医学的百家争鸣,使金元医学在中医学术发展史上留下了光辉灿烂的一页,也对后世创新发展的医学空气的形成起到推动作用。当然,易水学派的创新,是在继承前代医学成就基础之上的创新,张元素的脏腑辨证学说正是承《黄帝内经》、张仲景、《中藏经》、钱乙等前代医家脏腑议病说而提出,李东垣脾胃学说也是集金元以前医家有关脾胃论述之大成,明清时期的肾命学说同样吸取了王冰、钱乙等医家对肾的论述。敢于创新,善于继承,在创新发展中注意继承,在继承过程中加以创新,不仅是易水学派形成与发展的成功治学经验,也是值得我们今天发展中医学术认真借

鉴的。易水学派的另一突出特点是求实,不尚空谈,唯求实用。他们新理论与新方法的提出,都是为了提高临床疗效,为了满足当时客观环境的医疗需求,解决了中医学术发展迫切需求的实际问题。易水学派的主要医家都是名著千古的临床医学大家,他们创新发展的学术理论是经过长期实践,不断总结、整理、升华而形成的,这就使得他们的学术理论与经验具有极高的临床实用价值,经得住重复和历史的考验,因而被后世医家争相运用与效法,历千百年至今而不衰。因此,全面、系统地整理与研究易水学派医家的学术理论与学术经验,对我们发展中医学术,提高临床疗效仍具有重要的现实意义。

第五节　易水学派的现代运用研究

一、易水学派思想的临床应用

张元素所开创的易水学派思想理论在其后世弟子中得到充分的继承和发挥,临床治疗优势独特,有诸多医案为据,为指导易水学派思想研究及临床实践中不可缺少的宝贵经验。

李成文等研究了薛己治疗内伤咳嗽的特色,认为薛氏运用了脏腑辨证的思想,善治内伤咳嗽,主张肺咳用麻黄汤、心咳用桔梗汤等,治疗时以扶正为主,时或兼以祛邪,重视脾肾,分脏腑分别施以成方,或联合应用,该治疗特色体现在薛氏的自著及其他校订本中。

李志强认为,李杲及其弟子罗天益在治疗血证上有独特的经验,古虽有淋家、渴家、亡血家不可发汗之说,但临证还应审查病因,灵活变通,李杲认为因冬日伤寒所致衄者,以麻黄汤汗之可愈。罗天益在评论《卫生宝鉴》卷二泻火伤胃一案时认为,治疗血证一味运用苦寒之剂最易伤脾胃,不能统血,故导致热病未除又新添寒病。李杲、罗天益在治疗血证时,审病求因,顾护脾胃。

谢平金等研究总结了张元素治疗中风的经验,认为中风病机为"气血凝滞,营卫郁结",其一为中风中脏多在里,其二为中风中腑病在表,其三为无表里症状之属中经络者。治疗时应先判断病位深浅和病情轻重,并说明判断情志的转归对临床施治和预后的判断有重要意义。而后治疗中风以补肝肾、调阴阳、和营卫为主,用药有度,不宜过汗和利小便,注重顾护津液。

李涵研究总结了易水学派对中医心病的认识和治疗经验,易水学派从火热、阴火、饮食劳倦、脾胃内伤之角度论述病因,认为冠心病的病机有"不通则痛"和"不荣则痛"两个方面,并提出了心有火实泻之、神虚补之、本热寒之等疗法,充分阐释了心病证虚实标本的用药方法,并在《医学启源》中提出了心经、心包经的引经药和祛心痛的药物,创立了生脉散。易水学派李杲、王好古、罗天益等治疗心病皆有独到的理论及代表方剂,充分体现出易水学派治疗中医心病系统理论体系的优势。

李志强总结了《脾胃论》《卫生宝鉴》医案中老年泄泻治疗经验,李杲、罗天益的老年泄泻验案多为老年人阳气虚弱、外感湿寒所致,李氏、罗氏认为治疗应注意以下方面:一为注重顾护脾胃,重视升阳;二为温补脾胃,兼顾他脏;三为伴有他病,须标本兼顾。而后李中梓又在其基础上自创治泄九法。

综上所述,现代研究多以易水学派的学术思想及传承关系为主,而学派中代表医家的思想多用于指导临床,著作中又不乏医案,是较为宝贵的财富,今后应更注重医案的研究整理及与现代临床的联系,更好地将易水学派思想有效用于临床。

二、易水学派的研究与发展

1. 如何学习和研究易水学派　易水学派是由众多医家和医学理论组成的大的学术流派,要想学深学透并非朝夕易事,应从易水学派的几部经典著作开始学习,如张元素的《医学启源》,李杲的《脾胃论》《内外伤辨惑论》,王好古的《阴证略例》《汤液本草》,罗天益的《卫生宝鉴》等。学习可分以下三步进行:

(1)先读原文:对上述经典性著作都应该认真研读。既要对每位医家的主要学术思想及贡献有一个总的印象,又要对其各种学术观点乃至一方一药的运用经验与特点详加研究。

(2)学术探源:在了解了某一医家(或整个学派)的全部学术思想之后,还应对其学术渊源进行探讨。中医学的理论体系早在春秋战国——秦汉时期就已经形成,易水学派许多理论和学说的创立都不是孤立的,而是学有渊源的。研究易水学派对前人理论的继承和发展终至自成体系的过程,对于今天继承医学遗产、创造新的理论和学说、发展中医都是很有启发的。

(3)研究发展过程:任何一种理论和学说都是不断发展的,不会永远停留在一个水平上。易水学派不但学有渊源,而且通过其弟子几代人的不懈努力,不断向前发展,并对后世产生了较大影响。

如重视脾胃的思想,在张元素的《医学启源》中已有萌芽,到李杲的《脾胃论》已发展成较为完整的理论。王好古的《阴证略例》则独重脾胃阳虚,而又强调脾胃与肾的联系。到明代薛己、赵献可开始脾肾并重。而张介宾虽受易水影响,却独重肾之真阴、真阳。最后,由李中梓将脾胃称为"后天之本",将肾称为"先天之本",把脾与肾的关系概括为先后天相互为用,相互补充滋养的关系。李中梓的先后天根本论,直到今天,仍在指导中医临床实践。

从这里我们可以看出易水学派脾胃理论的起源、形成、发展和演变的过程。易水学派的其他理论和学说如四气五味、升降浮沉、归经等,也都有一脉相承的发展过程。通过这三个阶段的学习,可以使我们对易水学派的学术渊源、基本内容和历史演变有一个初步的了解,为今后中医的发展提供借鉴。

2. **易水学派与发展中医**　金元时期,人们思想活跃,新说竞起,在医学领域,也出现了"百花齐放""百家争鸣"的大好局面。易水学派的崛起,极大地促进了中医学的发展。在名家辈出、著作如林的大环境中,水涨则船高,出现像张元素和李杲那样富有开拓精神的医学家是很自然的。八九百年过去了,在社会经济全面进步的今天,中医学反而迟滞了,这是值得中医界认真反思的,当然,导致中医学难以发展的原因也是多方面。以史为鉴,可以知兴替。易水学派能够在中医发展史上独树一帜、经久不衰,其中原委发人深思。兹略陈管见如下:

(1)善于总结前人经验:张元素的主要学术成就之一就是对脏腑病机的研究,他是在《黄帝内经》《中藏经》《小儿药证直诀》等前人理论的基础上,加以总结而成的。李杲的《脾胃论》也是首先总结了《黄帝内经》以及张仲景有关脾胃的论述,进而结合自己的经验写成的。今天我们要发展中医,也必须在总结前人理论和经验的基础上进行。只有认真继承先贤遗产,不断吸收前人经验,反复实践,反复探索,才能谈论中医的发展和创新。

(2)重视医学教育和人才选拔:从易水学派的发展历史来看,一个著名的医学家,往往也是一个卓有成效的教育家。实践证明,一个新学说的诞生和完善,往往需要几代人的不懈努力才能成功。一个有志成才的人,如果没有老师指路,他会走许多弯路,甚至一无所成;反之,一个成绩卓著的人,如果没有及门弟子,就可能使他的事业后继乏人乃至半途而废,这其中涉及到了师承教育和人才选拔。我国当代数学界有个佳话:"熊庆来慧眼识罗庚,华罗庚睿目认景润。"易水学派的师承传授也是这样,张元素教授李杲,使得易水学派得到发展。李杲再传罗天益,使得易水学派得以传承。像这样连环师承传授法,保证了易水学派的一脉相承,延续数百年不绝。

中医传统的连环师承传授法,对中医药事业的发展和延续曾起到过不可估量的巨大作用。"师承授受"目前仍不失为中医成才的重要途径,但由于没有制度保证,师承之路充满了艰辛。好在,近年我国已经出台了有关中医师承的法规,对师承教育进行肯定,并有一些鼓励措施,此举必将对中医学的发展起到积极作用。

(3)要善于发现问题,勇于创新:李杲从京城被围后成千上万的人死亡一事中发现了问题,通过分析他认为这些人得病的根本原因是由于"饮食不节、劳役所伤……寒温失所",导致人体正气亏乏而形成,与通常所说的外感风寒截然不同。因此,他结合临床所见,对劳倦内伤与外感风寒的证候进行了详细的辨别,并制定了一套切实可行的治疗方案,他将这一研究成果,写成著名的《内外伤辨惑论》一书,进而创立了与外感风寒相对应的内伤学说。这一事实充分说明了善于发现问题、勇于创新的重要性,这对于我们今天发展中医来说,也是至关重要的。

参考文献

[1] 刘寨华,杜松,李钰蛟,等.三焦辨证源流考.中国中医基础医学杂志,2014,20(7),872－873,875.

[2] 顾珈裔,魏玮.路志正调理脾胃学术思想.辽宁中医杂志,2013,40(7):1323－1324.

[3] 廖汉祺.金元时期易水学派的脏腑病机理论研究.南宁:广西中医药大学,2013.

[4] 李成文.中医史(第2版).北京:人民军医出版社,2009:45.

[5] 李大钧,吴以岭.易水学派研究.石家庄:河北科学技术出版社,1993:67－70.

[6] 李爽姿,王勤明.从易水学派看中医学术流派的社会功能.中华中医药学会第四次中医学术流派交流会论文集,2012.

[7] 任北大,程发峰,王雪茜,等.关于张元素对脏腑辨证理论的发挥.世界中医药,2019,14(7):1706－1709.

[8] 王泷.基于易水学派的薛己研究.北京:北京中医药大学,2018.

[9] 郭彦麟.基于易水学派的工好古学术思想研究.北京:北京中医药大学,2018.

[10] 孙钰.基于易水学派的罗天益学术思想探讨.北京:北京中医药大学,2019.

[11] 杨承祖,高少才.论李东垣的学术特色.陕西中医,2011,32(1):67－70.

[12] 王萌,李嘉钰.易水学派的形成与发展.亚太传统医药,

2016,12(8):7—9.

[13] 王天琪,胡素敏,魏勇军.李东垣学术思想探究.河北中医, 2015,37(9):1397—1440.

[14] 郑洪新,李敬林.张元素对中药分类、药性、归经报使理论的 创新.中国中医基础医学杂志,2013,19(12):1377—1387.

[15] 张晟.易水学派方药学理论研究.石家庄:河北医科大 学,2015.

[16] 杨丽莎,王彤.张元素医学思想及临证经验探析.北京中医 药大学学报(中医临床版),2011,18(2):32—34.

[17] 任北大.张元素脏腑辨证理论及用药特点的研究.北京:北 京中医药大学,2017.

[18] 刘浩,李燕.李东垣脾胃论学术思想的阐发.陕西中医, 2014,35(5):640.

[19] 武子健,赵炎,付智天,等.李东垣治疗脾胃病用药思路.安 徽中医药大学学报,2018,37(3):4—6.

[20] 陈震萍,沈丹,牟重临.论李东垣脾胃学说的核心思想.浙江 中医药大学学报,2016,40(12):910—913.

[21] 陈志杰.李中梓的医学学术思想研究.石家庄:河北医科大 学,2007.

[22] 王刚.李中梓药学思想研究.郑州:河南医科大学,2016.

[23] 安艳秋.赵献可对易水学派的贡献.中医研究,2011,24(6): 3—4.

[24] 颜新,李明.张介宾《景岳全书》藏象辨证论治特色探析.上 海中医药杂志,2005,35(6):43—44.

[25] 罗祯敏.张景岳对温病学的贡献.中国乡村医药,2011,18 (11):39.

[26] 杜旭,刘海燕.张介宾针灸学术思想述要.四川中医,2012,

30(1):37—38.

[27] 张维骏,侯建春.路志正学术思想之湿病证治.中国中医基础医学杂志,2016,22(4):548—550,557.

[28] 李灿东.中医诊断学.北京:中国中医药出版社,2016.

[29] 汪海东,吴晴,王秀薇,等.中医湿病的现代认识.中医杂志,2015,56(13):1089—1092.

[30] 朱钧晶,余涛,马蕾,等.《黄帝内经》湿病症状分类与定位治疗浅析.中医中药,2018,(3):62—63.

[31] 王庆谚,郑洪新.朱丹溪之六郁学说.中国中医药现代远程教育,2019,17(1):23—25.

[32] 付仁革,李薇.浅论百病生于"郁".世界最新医学信息文摘,2016,16(27):180.

[33] 张国松,易法银.中医之"郁"探讨.中医杂志,2020,61(3):261—263.

[34] 朱文锋,庄泽澄,吴承玉.中医诊断学.北京:中国中医药出版社,2019:68—69.

[35] 杨峰.中医特色诊断与治疗.北京:中国中医药出版社,2017:111.